SunriseVerlag

Hautkrankheiten

homöopathisch behandelt

von

Gabriele Bendau

SunriseVerlag

Bendau, Gabriele
Hautkrankheiten homöopathisch behandelt
ISBN 978-3-9806010-3-0

SunriseVerlag

Dr. Wolfgang Schmelzer
Kandelstraße 5
D - 79199 Kirchzarten
Telefon   07661-9880-0
Fax   07661-9880-29
E-Mail   verlag@sunrise-versand.de
www.sunrise-verlag.de

© 2007 Sunrise-Verlag, Kirchzarten

Das Werk, einschließlich aller seiner Teile, ist urheberrechtlich geschützt. Jede Verwertung außerhalb der engen Grenzen des Urheberrechtsgesetzes ist ohne Zustimmung des Sunrise-Verlags unzulässig und strafbar. Das gilt insbesondere für Vervielfältigungen, Übersetzungen, Mikroverfilmungen und die Speicherung und Verarbeitung in elektronischen Systemen.

Inhaltsverzeichnis

Vorwort von Dr. Wolfgang Schmelzer	5
Hinweise zum Gebrauch des Buches	6
Widmung	8
Wie entstand diese Arbeit?	9
Potenzwahl und Dosierung in der Ekzem Therapie	11
Samuel Hahnemann über Hauterkrankungen	13
J. Henry Allen über Ekzeme	14
Blasen und Bläschen, Herpes simplex, Herpes zoster	**15**
Einige Blasentypen	16
Herpes simplex	20
Übersicht Herpes labialis	23
Entwicklungsstadien des Herpes simplex	24
Herpes Zoster	27
Übersicht Herpes Zoster	30
Herpes Zoster am Kopf	34
Risse, Hyperkeratosen, Ekzeme, periorale Dermatitis	**38**
Risse	39
Hyperkeratose	41
Exkurs Lycopodiaceen	42
Übersicht Risse und Krusten Hände	44
Exkurs Dornwarzen	48
Exkurs Sepia	49
Ekzem Zeigefinger	52
Maurerekzem	53
Milchschorf, Seborrhoisches Ekzem	56
Säuglingsekzeme	61
Diverse Ekzemmorphen	67
Endogene Ekzeme	67
Seborrhoisches Ekzem	76
Dyshidrotisches Ekzem	78
Äußerliche Maßnahmen	81
Periorale Dermatitis	82

Akne, Rosacea 84

    Akne vulgaris 85
    Knotige und narbige Akne-Formen 94
    Akne durch Kosmetika oder Medikamente 99
    Rosacea 100

Erkrankungen mit Viren, Bakterien und Pilzen 104

    Impetigo contagiosa 105

    Mykosen 107
    Pityriasis versicolor 109
    Windeldermatitis 110
    Intertrigo 113
    Tinea pedis 115
    Trichophytien 116

Erkrankungen der Nägel 121

    Nägelkauen 123
    Einige Nagelveränderungen 123

    Exkurs: Secale-, Mutterkornvergiftung 127

    Nagelmykosen 129
    Warzen an den Nägeln 130
    Nagelbettentzündungen 131

    Exkurs Silicea 132

Verzeichnis der besprochenen Arzneimittel 133

Index 134

Literaturverzeichnis 135

Vorwort

Immer noch ist das vorliegende Skript einzigartig auf dem Gebiet der Hautkrankheiten. Es entstand vor 13 Jahren, als Gabriele Bendau nach etwa drei Jahren praktischer homöopathischer Tätigkeit bei ihrem Lehrer Dr. G. Köhler sich die Frage stellte, ob sie nun ihre Doktorarbeit beginnen oder lieber "etwas Sinnvolles" tun sollte. (Die promovierten Mediziner unter Ihnen mögen diese Formulierung mit Nachsicht hinnehmen.) Sie entschied sich für Letzteres und so entstand das "Hautskript", das in der Urfassung noch eine Titelseite enthielt, die einer Dissertation nachempfunden war und auf der ihr eine imaginäre Universität den Titel "Hexe der Homöomagie" verlieh. Diese Arbeit wurde damals in kleinem Kreis in Form eines Diavortrags "uraufgeführt", und ich hatte das Glück und die Gelegenheit, dabei zu sein.

Gabriele lebte förmlich in der Homöopathie. Es war ihre Spezialität, in Vorträgen Arzneimitteltypen nicht nur in der üblichen Weise verbal zu beschreiben sondern auch schauspielerisch darzustellen.

In diesem Sinn baute sie auch ihr Skript auf. Viele Fotos und Abbildungen dienen der anschaulichen Darstellung von verbal nur schwer zu vermittelnden Fakten.

Es war das Verdienst von Andreas Mutschler, das Manuskript entdeckt und veröffentlicht zu haben. Er beließ es in der ursprünglichen und ungeschliffenen Rohfassung, was den besonderen Reiz und Charakter des Authentischen dieses Buches hervorhebt. Der ästhetische Einband von hoher Qualität gibt dem wertvollen Inhalt einen angemessenen Rahmen.

Es ist mir ein persönliches Anliegen, mit dieser unveränderten Neuauflage an zwei Menschen zu erinnern, die sich in besonderer Weise für die Homöopathie eingesetzt haben und die beide viel zu früh aus dem Leben gerissen wurden: an die begabte und einfühlsame Homöopathin Gabriele Bendau und an den engagierten und kompetenten Buchhändler Andreas Mutschler.

Freiburg, im Juni 2000   Dr. Wolfgang Schmelzer

Hinweise zum Gebrauch dieses Buches

Das vorliegende Buch verfolgt den Ansatz, beobachtete Hautsymptome möglichst genau zu beschreiben, zu klassifizieren, fotografisch zu dokumentieren und einer homöopathischen Arznei zuzuordnen. Hierbei sind Prüfungs- und geheilte Symptome gleichermaßen von Bedeutung. Prüfungssymptome sind solche (Haut-)Phänomene, die im Rahmen einer homöopathischen Arzneimittelprüfung am gesunden Menschen entstanden sind. Geheilte Symptome sind Hauterscheinungen, die im Verlauf einer homöopathischen Behandlung dauerhaft geheilt, die also durch Beobachtung am kranken Menschen und nicht durch die Arzneimittelprüfung bekannt wurden und auf diese Weise dem homöopathischen Erfahrungsschatz hinzugefügt werden konnten.*

Bei der gewissenhaften Anwendung dieses Skripts geht es aber nicht um sogenannte klinische Homöopathie, also einer Verschreibung nur aufgrund der klinischen Diagnose. Es geht vielmehr darum, wie stets in der homöopathischen Behandlung, im Rahmen einer vollständigen Anamnese sowohl die Hautsymptome mit allen Empfindungen und äußeren Erscheinungen als auch die Allgemein- und Begleitsymptome zu erfassen. Erst danach, nach der sorgsamen Fallaufnahme, wie sie bereits von Hahnemann in seinem berühmten frühen Werk "Heilkunde der Erfahrung" meisterhaft und weitgehend vollständig beschrieben wurde**, sind wir in der Lage, eine heilende Arznei zu finden, die eine ähnliche Morphe beim Gesunden erzeugen kann oder von der nachgewiesen ist, dass sie ähnliche Hauterscheinungen geheilt hat.

Somit erübrigt sich das im "Organon der Heilkunst" ** beschriebene Prozedere zur Auffindung der passendsten Arznei keineswegs. Die vorliegende Arbeit versteht sich hier als Entscheidungshilfe.

Die Angabe von Seitenzahlen bei den Literaturhinweisen beziehen sich auf ältere Auflagen. Beim Kentschen Repertorium bespielsweise ist die ältere dreibändige Ausgabe des Keller/Künzli-Kents gemeint. Die aktuelle Auflage** ist einbändig und durchnummeriert. Bitte beachten Sie, dass die modernen synthetischen Repertorien wie z. B. Schroyens´ Synthesis** oder Zandvoorts Complete** eine weitaus größere Symptomenzahl aufweisen und im Hinblick auf die Anzahl der Mittel einer Rubrik vollständiger sind.

Andreas Mutschler / Dr. Wolfgang Schmelzer

---

*Bereits Hahnemann arbeitete mit Erfahrungswerten, also Beobachtungen, die nicht aus Arzneimittelprüfungen resultierten. Ebenso verwendet Mezger in seinem renommierten Werk "Gesichtete Arzneimittellehre" eigens gekennzeichnete empirische Symptome, die aus der praktisch-homöopathischen Arbeit heraus ermittelt wurden.

**siehe Literaturverzeichnis am Ende des Buches

HOMÖOPATHISCHE ARZNEIEN
und ihre
CHARAKTERISTISCHE MORPHE
bei
UNTERSCHIEDLICHEN HAUTERKRANKUNGEN

BILDMATERIAL zur Ergänzung des Kapitels über Hautkrankheiten im

"LEHRBUCH DER HOMÖOPATHIE" Band II von. Dr. G. KÖHLER [*]

bearbeitet von: GABI GEILER

nach Kommentaren von Dr. Köhler zu den einzelnen Bildern, seinem Lehrbuch und vielerlei anderer homöopathischer Literatur.

Diese Arbeit ist meinen lieben Freunden gewidmet:

BETTINE   K.
und
VÄTERCHEN   H. S.

DANKEN MÖCHTE ICH IN DIESER ARBEIT BESONDERS DR. KÖHLER !

In der Behandlung von Hauterkrankungen hatte Herr Dr. Köhler umfangreiche Erfahrung. Als ich ein Jahr lang in seiner Praxis arbeitete, zeigte er mir, wie man einige Arzneien anhand ihrer typischen Morphe erkennen und differenzieren kann. Um sein Wissen besser an andere weitergeben zu können, suchte ich dieses Bildmaterial zusammen, das den dermatologischen Teil in seinem Lehrbuch ergänzen soll. Herr Köhler half mir auch bei der Ausarbeitung dieses Skriptes.

DANKE SAGEN möchte ich in diesem Zusammenhang jedoch auch noch für all die Homöopathie, die ich in den letzten zehn Jahren von Herrn Köhler lernen konnte! Er brachte uns nicht nur sehr viel sachliches Wissen bei, sondern lehrte uns, unsere Sinne zu benutzen:

genau hinschauen, tasten, riechen, horchen und spüren.

Dies hat mir ermöglicht, einen Weg in der Medizin zu gehen, der meinem Wesen vermutlich mehr entspricht als vieles andere.

WIE ENTSTAND DIESE ARBEIT ?

Als ich 1984 bei Dr. Köhler als Praxis-Assistentin arbeitete, sah ich, wie er lediglich vom Aussehen eines Hautausschlages Rückschlüsse auf bestimmte homöopathische Mittel ziehen konnte. Dazu ein kleines Beispiel: Die Annamnese eines kleinen Jungen, der an Neurodermitis litt, führte mich aufgrund seines ausgeprägten Ordnungsinnes, seiner Ängste, seiner Verfrorenheit und einiger anderer Symptome zu Arsen. Hr. Köhler, dem ich damals alle Ausschläge vorstellte, wußte zunächst nichts von der Anamnese, sondern betrachtete nur genau die Morphe des Ausschlages. "Hm, hm," meinte er, "das sieht mir nach Arsen aus."
Da staunte ich nicht wenig. Ich lernte, daß manchmal alleine die Morphe ein Erkennungszeichen für bestimmte Mittel sein kann, das uns dann zusammen mit den Geist/Gemüts- und Allgemeinsymptomen zur Arzneiwahl führt.

Wie läßt sich dieses Phänomen erklären? Warum sind die Symptome der Haut viel mehr als nur ein kleines Lokalsymptom wie beispielsweise ein Schmerz in der linken Kleinzehe? Köhler erklärt dies folgendermaßen:

"1. Die Haut ist Nerven und Sinnesorgan. Sie entsteht bei der Embryonal-Entwicklung wie das Gehirn aus dem Ektoderm.
2. Als Stoffwechselorgan ist sie so bedeutungsvoll wie in ihrer Steuerungsfunktion im Wärmehaushalt, sie scheidet aus und resorbiert.
3. Die Haut hat Entlastungsfunktion für innere Störungen."

Die Haut ist also **Nerven- und Sinnesorgan.** Das vergessen wir oft!

Die Derma (griech.= schinden, abhäuten) oder die Haut (indogerman. Wurzel "skeu" = bedecken, umhüllen) ist unsere Hülle, die uns zusammenhält. Sie dient einerseits der Abgrenzung, andererseits ist sie ein wesentliches Kotaktorgan. Berührung berührt uns!

Köhler dazu: "Berührung und Streicheln der Haut, Halten und Nähren schaffen über die Gemeinschaft von Mutter und Kind das Urvertrauen für das ganze Leben. In dieser Bindung und später in ihrer behutsamen Lösung bildet sich das Ich - die Haut umschließt das Ich. Nur auf dieser Grenzfläche "Haut" kann ich mein "Ich" begreifen: Das bin ich!"

Auch in zahlreichen Redewendungen zeigt sich die enge Verbindung von Psyche und Haut:
"Ich fühle mich nicht wohl in meiner Haut"
"Aus der Haut fahren"
"Seine Haut zu Markte tragen"
"dünnhäutig sein"
"In seiner Haut möchte ich nicht stecken."

Die Haut, also ein Nerven- und Sinnesorgan, Kontakt- und "Erfahrungs"-Organ. Daraus ergibt sich die Hochwertigkeit der Morphe und der Symptomatik der Haut für die homöopathische Arzneifindung. Selbstverständlich wählen wir ein Mittel nicht allein nach der Morphe aus. In der vorliegenden Arbeit konnten zwar Gemüts- und Allgemeinsymptome sowie konstitutionelle Aspekte nur am Rande erwähnt werden, dies geschah jedoch nur aus Platzgründen, denn sie sind für die homöopathische Arzneifindung unerläßlich!

Hautkrankheiten haben in den seltensten Fällen äußere Ursachen. Köhler: "Die Morphe der Hauterkrankung ist das sichtbare Spiegelbild der inneren krankhaften Veränderungen." Die Haut hat häufig eine Entlstungsfunktion für den Gesamtorganismus. Schmiert und salbt man einen Ausschlag weg, wird diese Entlastungsfunktion unterdrückt; innere Erkrankungen können dadurch entstehen oder verschlechtert werden. So vermeidet die homöopathische Behandlung äußere Anwendungen weitgehendst. (Cortison-Salben sollten jedoch nur langsam reduziert werden. Setzt man sie plötzlich ab, ergeben sich unweigerlich schwere Verschlimmerungen. Dadurch können wir dann die Wirkung unseres Mittels nicht mehr sicher beurteilen: Wurde die Verschlimmerung durch das homöopathische Mittel verursacht, was entsprechende Konsequenzen hätte (s.S. 3a), oder durch das Absetzen des Cortisons? "Greift" unser Mittel, dann wird die einst unverzichtbare Salbe allmählich überflüssig!)

Die **Hering'sche Regel** gewinnt in der Behandlung von Hauterkrankungen besondere Bedeutung:

> Von innen nach außen
> von oben nach unten,
> von jetzt nach früher.

Die Haut bessert sich oft erst als letztes nach der Heilung innerer Störungen. Es ist sehr wichtig, daß wir die Patienten auch auf diese Gesetzmäßigkeiten hinweisen, denn ihrer Geduld wird sehr viel abverlangt!!

In der vorliegenden Arbeit geht es also nicht darum, etwa "nur die Haut" behandeln zu wollen. Dies wäre ein großes Mißverständnis. Denn bei jeder Hauterkrankung müssen wir die zugrunde liegende innere Störung behandeln, die in dem Hautausschlag ihr Ventil sucht. Die Hautsymptome und ihre Morphe sollen uns jedoch helfen, als "Erkennungszeichen" neben den anderen wichtigen Symptomen diejenige Arznei zu finden, die das "inwohnende Übel" (Hahnemann) heilt.

Es bedarf noch viel mehr zusammengetragener Erfahrung, um noch weitere arzneitypische morphologische Bilder als "äußere Erkennungszeichen" zuordnen zu können. Die Zusammenstellung in dieser Arbeit hier ist ja keinesfalls vollständig, sie kann nur ein Anfang sein. Ich hoffe aber, daß sie in der oft schwierigen Behandlung von Hauterkrankungen ein bißchen weiterhelfen kann!

POTENZ-WAHL und DOSIERUNG in der EKZEM - BEHANDLUNG

Wie alle Allergiker sind Ekzem-Patienten Menschen, die bereits auf kleinste Arznei-Reize überschießend reagieren können. Die ethymologische Herkunft des Begriffes "Ekzem" erinnert uns an diese überaus große Sensibilität. Das Wort stammt aus dem Griechischen ἐκζέω und bedeutet "AUFBRAUSEN", oder "AUFKOCHEN".

So beobachten wir, wenn wir nicht vorsichtig genug dosieren, auf homöopathische Gaben oft starke, wochenlang anhaltende Erstverschlimmerungen, die für den Betroffenen infolge des unerträglichen Juckreizes und der manchmal blutig wund werdenden Haut oft kaum auszuhalten sind. Dies sollten wir keinem Patienten unnötig zumuten. Nicht wir, sondern er muß die "Roßkur" schließlich durchhalten.

Mir selbst hat sich folgendes Vorgehen bewährt (nach einigen Erfahrungen mit unnötig starken Erstverschlimmerungen), das ich hier vorschlagen möchte. Selbstverständlich sind das nur Hinweise, die als Anhaltspunkte dienen sollen, insbesondere für den weniger Erfahrenen.

Nicht gleich mit einer C 1.000 oder gar C 10.000 beginnen
(→ Starke Erstverschlimmerung möglich oder beim falschen Mittel Verschlechterung infolge einer Arzneiprüfung)

Am besten erst mal mit einer 1-maligen Gabe einer D 30 / C 30 beginnen; wenn man sich der Arzneiwahl sehr sicher ist auch mal mit einer D 200 / C 200. Dann lange warten, was passiert und genau beobachten.

Falls eine Besserung eintritt (oft nach einer mäßigen Erstverschlimmerung) solange warten, bis es wieder deutlich schlechter wird. Denn manchmal gibt es sehr starke Verschlechterungen bei zu früher Gabe derselben oder der nächst höheren Potenz.

Nicht D 12 / C 12 täglich, nicht LM VI 3 mal täglich, nicht LM XVIII täglich über einen längeren Zeitraum als eine Woche.
→ Damit kann ein Ekzematiker bereits völlig überreizt werden.

Diese Potenzen sollten, je nach Reagibilität des Patienten evtl. nur alle par Tage gegeben werden (jedesmal vorher schütteln)

Falls eine Verschlechterung eintritt : absetzen und abwarten!

(Natürlich gibt es immer wieder auch Ekzempatienten, denen es gut geht mit "3 x täglich", nicht jeder reagiert überschießend, aber doch viele.)

Übrigens bedeutet noch lange nicht jede Verschlechterung nach einer Arzneigabe, daß wir auch das richtige Mittel haben: Bei empfindlichen Patienten, zu hohen Potenzen oder zu häufiger Gabe erreicht man häufig

Verschlechterungen, ohne daß das eingesetzte Mittel das Simile ist, dadurch, daß die Patienten eine Arzneiprüfung machen. (Insbesondere Vorsicht mit Sulfur : Es kann fast jedes Ekzem "aufkochen" ohne es jemals zu bessern, wenn es nicht wirklich das Simile ist.)

Ekzematiker benötigen grundsätzlich viel seltenere Gaben homöopathischer Arzneien als andere Patienten. Auch bei vorsichtiger Dosierung lassen sich oft Erstverschlimmerungen nicht vermeiden (gehören sie ja auch oft zum Heilverlauf!), sie bleiben jedoch eher auf ein erträgliches Maß begrenzt. Wir müssen die Patienten unbedingt _vorher_ darauf aufmerksam machen, daß sich möglicherweise ihr Ekzem vorübergehend verschlechtern kann, sonst denken sie verständlicherweise, daß die Homöopathie ihnen schadet und gehen wieder zum Hautarzt.

Durch behutsames Dosieren und genaues aufmerksames Beobachten der Reaktionen auf unsere Arzneireize können wir am ehesten der großen Sensibilität der Ekzematiker gerecht werden und die Erstverschlimmerungen auf das Maß begrenzen, das zur Heilung nötig ist.

SAMUEL HAHNEMANN:

aus   "DIE CHRONISCHEN KRANKHEITEN"*

"Ich werde hier einige von diesen zahl losen, uns hinterlassenen Erfahrungen anführen, die ich mit einer gleichen Zahl aus meinen Beobachtungen vermehren könnte, wären jene nicht schon überflüssig hinreichend, um zu zeigen, mit welcher Wuth die innere Psora sich hervorthut, wenn ihr das äufsere, zur Beschwichtigung des inwohnenden Uebels dienende Lokal-Symptom, der Haut-Ausschlag, geraubt wird, und welche Gewissenssache es für einen menschenfreundlichen Arzt sey, alle seine Bestrebungen dahin zu richten, durch eine angemessene Behandlung vor Allem die innere Krankheit zu heilen, wodurch der Haut-Ausschlag zugleich mit aufgehoben und vernichtet, auch alle die nachgängigen, unzähligen, aus der Psora hervorquellenden, lebenslänglichen, chronischen Leiden erspart und im Voraus verhütet, oder wenn sie dem Kranken schon das Leben verbitterten, geheilt werden können."

(S.21)

"Einem 32jährigen Manne ward die Krätze mit einer Schwefelsalbe vertrieben und er litt elf Monate lang die heftigste Engbrüstigkeit davon, bis ihm durch getrunkenen Birkensaft der Ausschlag wieder hergestellt ward am 23sten Tage."

(Anmerkung 3 S.24)

"Ein 13jähriger Knabe, von Kindheit an mit Kopfgrinde beladen, ließ sich ihn von seiner Mutter vertreiben, worauf er binnen 8, 10 Tagen an Engbrüstigkeit, heftigen Glieder-, Rücken- und Knieschmerzen sehr krank ward und nicht eher genas, als bis nach einem Monate der Krätz-Ausschlag über den ganzen Körper ausbrach."

(Anmerkung 5 S.24)

*siehe Literaturverzeichnis am Ende des Buches

J. HENRY ALLEN

ÜBER BEHANDLUNG VON EKZEMEN *

"Das Ekzem ist immer von konstitutionellem Ursprung, und der Patient wie auch der Arzt sollten hocherfreut sein, da sie wissen, daß die Lebenskraft es ausgeschieden und als ekzematöse Eruption auf die Haut herausgeworfen hat. Die schlimmsten Formen haben wir beim tuberkulösen oder syphilitischen Kind, besonders während der Zahnung. Niemand kann sagen, wieviel von diesen kleinen Leben dadurch gerettet werden, daß die Krankheit auf die Oberfläche herauskommt und die lebenswichtigen Organe, besonders das Gehirn, vom Wüten dieses zerstörerischen Miasmas verschont bleiben; daher sind alle Salben und Medikationen in toto zu verwerfen; man verlasse sich alleine auf die anti-miasmatische Behandlung oder die Entfernung des Miasmas, welches allein die zugrundeliegende Ursache ist, welche die Krankheitsbereitschaft erzeugt; vorzüglich verwende man höhere Potenzen. Man wiederhole sie nicht oft, sondern gebe der Lebenskraft viel Zeit, sich frei zu entfalten. Der Autor verwendet nie irgendwelche lokalen Mittel bei irgendeiner Hautkrankheit außer Wärme und süßem oder reinen Olivenöl als Gleitmittel.

Der Juckreiz des Ekzems, welcher ein so eindeutig psorisches Symptom ist, ist das Verzweiflungszeichen der Lebenskraft, und die Beseitigung desselben durch das gut gewählte Mittel ist ein ziemlich sicheres Zeichen, daß Sie tief hinunter zur miasmatischen Basis der Krankheit gelangt sind"

(J. Henry Allen, Hering Med. College, Chicago)

*siehe Literaturverzeichnis am Ende des Buches

BLASEN UND BLÄSCHEN

HERPES SIMPLEX

HERPES ZOSTER

EINIGE BLASEN-TYPEN

1 CANTHARIS-BLASE

<u>große</u> Blase,
Blasen evtl. konfluierend

Empf.: wie nach einer Ver-
       brennung, juckend

Mod.: < nachts, Berührung
      > Kälte (nur bez. Haut)

gel. Begleitcystitis
    (< kaltes Getränk)

Ruhelosigkeit,
viel Durst

Beachte: D4 noch toxisch!
nicht unter D8./C 4 verordn.!

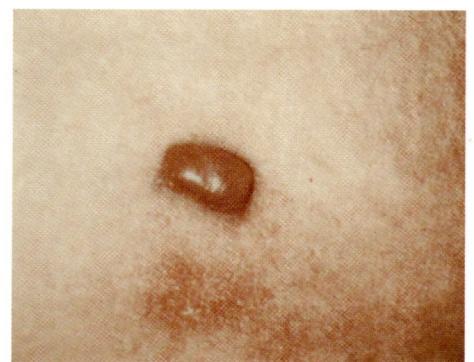

2 RHUS-TOXICODENDRON- BLÄSCHEN

<u>kleine</u> dunkelrote Bläschen
auf geröteter Haut,

Bläschen werden rasch eitrig

Empf.: Brennen, Stechen,
       Jucken

Mod.: < nachts im Bett
        kalte Luft
        kalt-feuchtes Wetter
      > warm-trockenes Wetter
        feucht-heiße Kompressen

Auffall.: Juckreiz besser durch
         Herumlaufen

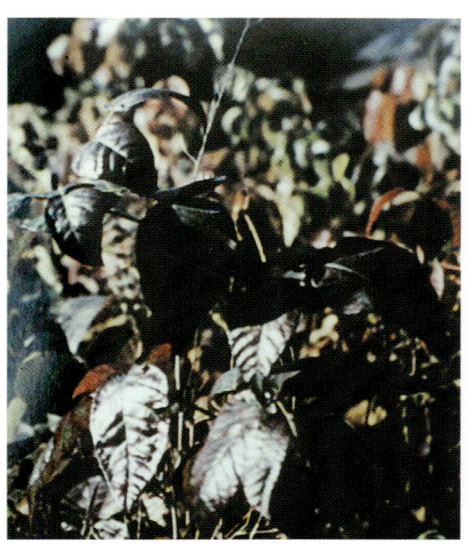

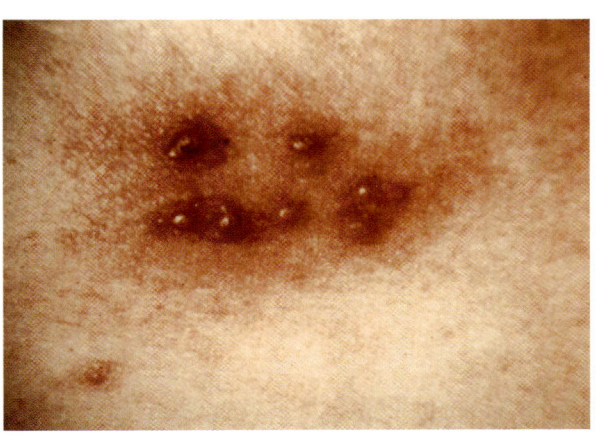

<u>Merkhilfe:</u>

Der Giftsumach hat dunkelrote
Blätter (wie der Bläscheninhalt)

Die Blätter sind giftiger nachts
und bei Kälte.

Gärten, in denen der Giftsumach
wuchs, galten früher als verhext,
da ihre Bewohner Rheuma-krank wurden

(Strauch in Nordamerika heimisch,
bei uns als zierstrauch in anlagen)

| 2a, 2b, 2c | ZU CANTHARIS PASSENDE BLASEN

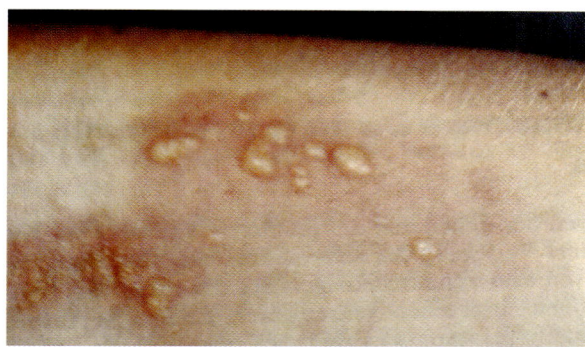

Kennzeichnend:

Große Blasen

teilweise zusammenfließend

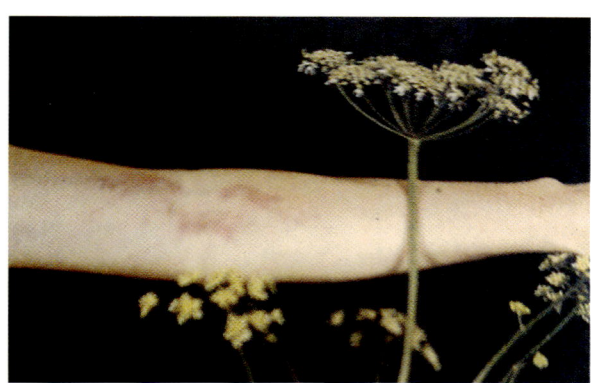

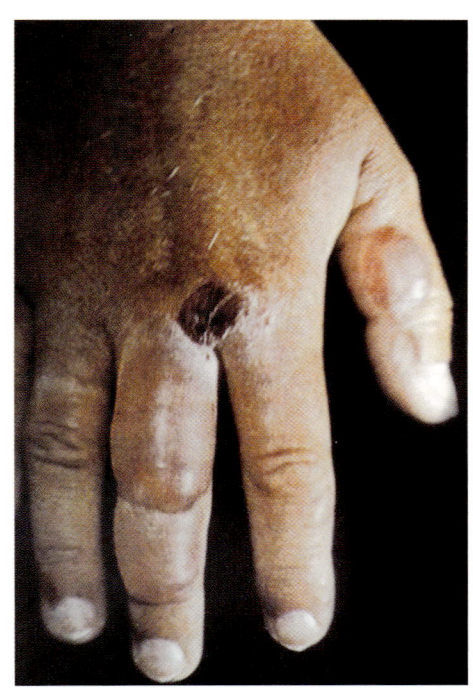

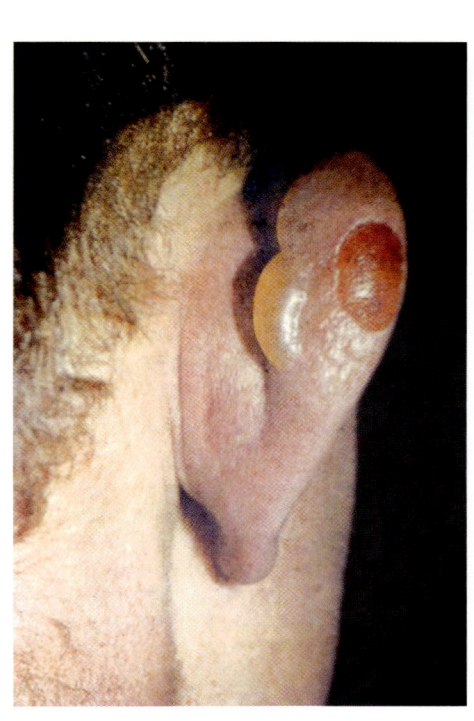

3. APIS-BLASE

Was geschieht, wenn wir von einer Biene gestochen werden?

Wir spüren zunächst einen scharfen, lanzinierenden stechenden Schmerz, später auch Brennen und Jucken.

Auf der Haut bildet sich ein kleines Bläschen und darumherum ein großer rosa Hof in Form einer ödematösen Schwellung, die sich oft scharf gegenüber der Umgebung abhebt.
Die Haut hat oft ein wächsernes Aussehen, und geleg. findet sich ein Spannungsgefühl.

Die geringste Berührung ist unerträglich, ebenfalls jegliche Form von Wärme.

Am angenehmsten ist kühle Luft oder ein kalter Umschlag.

kennzeichnend für zu
  Apis passende Blasen:

  zentrales Bläschen - - - - - - - - - -
  ödematöse rosa, später blaß-
  rosa bis weißliche Schwellung — — — — —
  wächserne gespannte Haut

  Empf.: Brennen, Stechen, Jucken

  Mod.: < geringste Berührung
           Hitze oder Wärme jegl. Form

         > kühle Luft
           kalter Umschlag

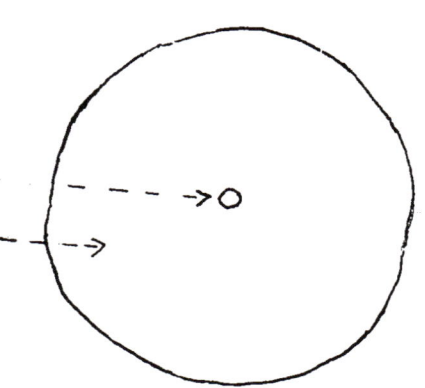

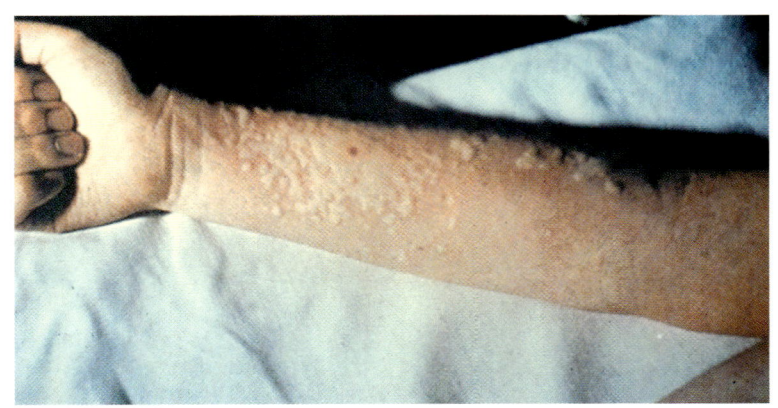

Hier Allergische Reaktion auf einen Bienenstich

Typische ödematöse Schwellung, wächserne Haut, Schwellung deutlich von der Umgebung abgehoben.

3a BULLÖSES ARZNEI-EXANTHEM

Beschr.: bis münzgroße Herde, mit noch bestehenden oder geplatzten Blasen (oder auch ohne Blasen)
rot-bläuliche Verfärbung

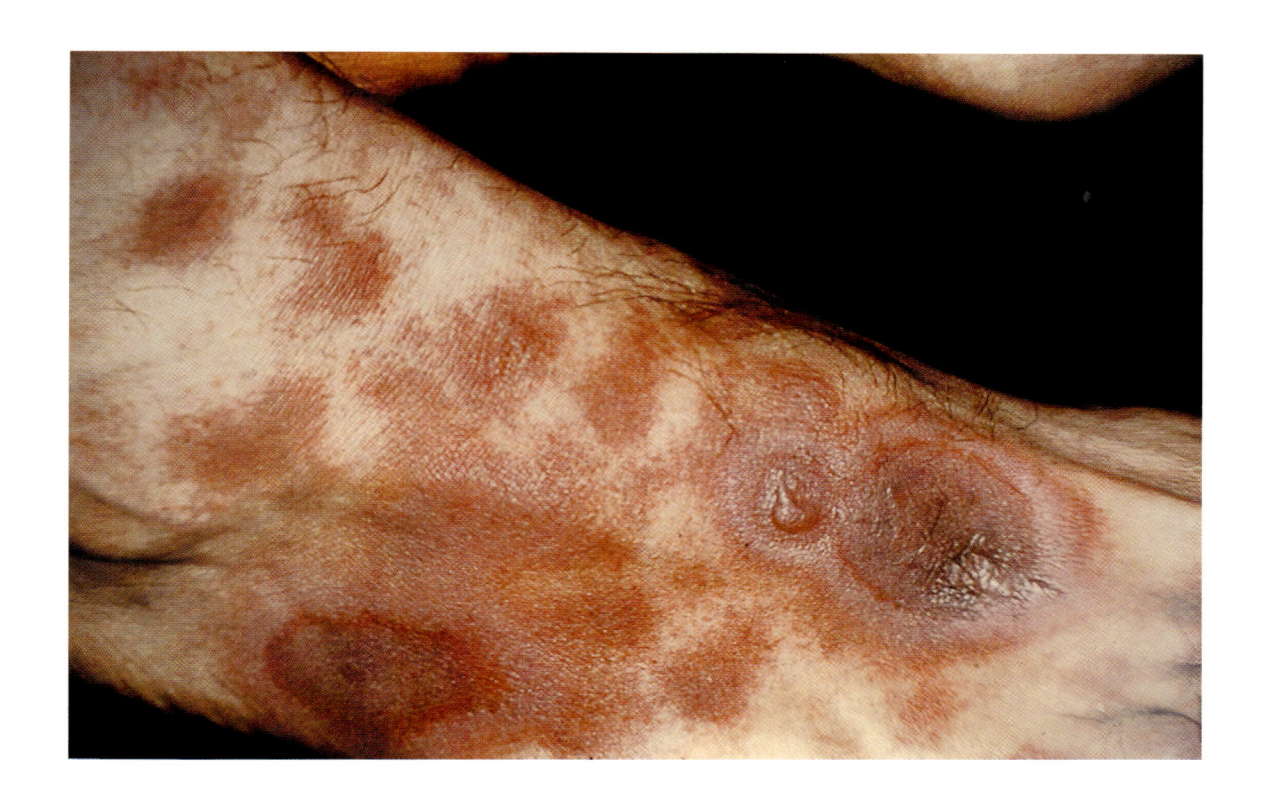

Die rot-bläuliche Färbung läßt in erster Linie denken an

LACHESIS

Juckreiz: macht fast verrückt
< nach Schlaf (Lachesis schläft sich in die Verschlimm.)

empfindlich gegen die leiseste Berührung

Gefühl von Hitze, als "stünde man in Flammen"
als stünde ein Ofen nebendran

DD: LEDUM = Sumpfporst; in Nordeuropa heimisch
Hautausschläge mit blauroter Verfärbung > Kaltes Wasser
bes. nach Insektenstich: zB: Erythema migrans nach Zecken

HERPES SIMPLEX

Nur einige Beispiele seien gezeigt:

4 Herpes simplex Oberschenkel
  kleine, mit seröser
  Flüssigkeit gefüllte
  Bläschen,
  leicht gerötete Haut
  Bläschen konfluierend

Diese Morphe paßt beispielsweise zu:

CLEMATIS RECTA

Später platzen die Bläschen und bilden Krusten.

Empf.: Stechen u. Jucken

Mod.: ∠ Waschen
  kalt Waschen
  feucht-kaltes Wetter
  ∠ aber auch: Bettwärme

Clematis paßt häufig bei Herpes, der im Wechsel mit rheumatischen Beschwerden auftritt.
(Vergl. Dulcamara u. Rhus tox.)

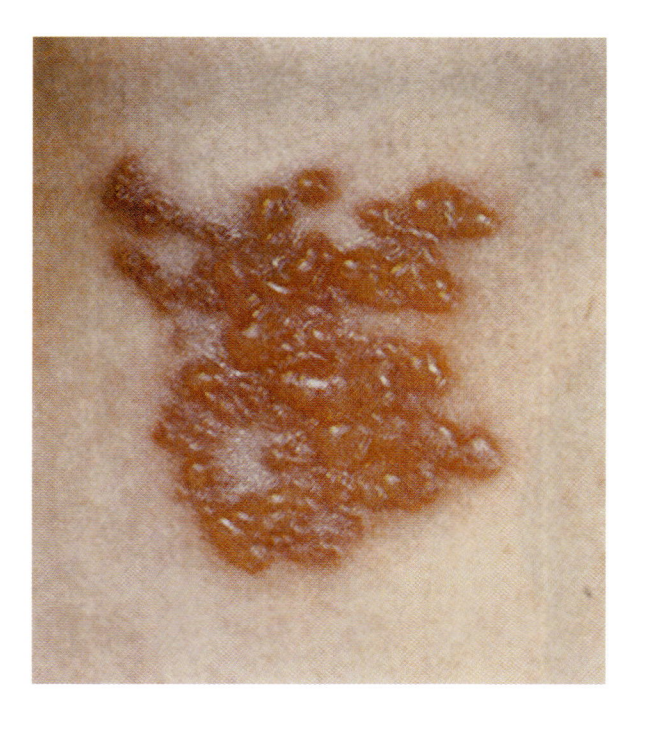

DD: bes. Rhus tox.
Vergl. auch Kent II S.446
(Herpes Oberschenkel)

Herpes: *Clem.*, *Graph.*, Kali-c., Lyc,
Merc., Mur-ac., **Nat-m.**, Nit-ac,
Petr., Sars., *Sep.*, Staph., Zinc
juckend: Agar., Carb-v., Fago,
Merc., Nat-m., Sep., *Til.*

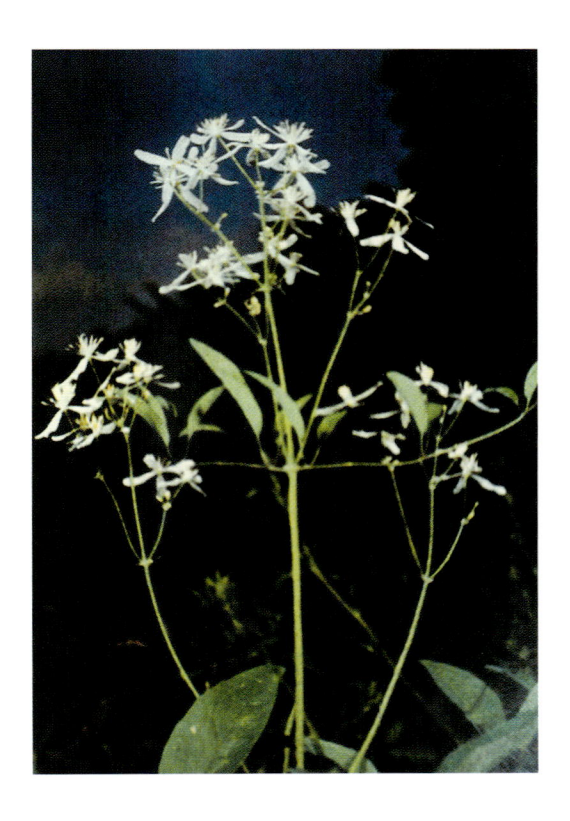

CLEMATIS RECTA

(= aufrechte Waldrebe)

(in Süd- und Osteuropa, selten in Mitteleuropa)

Der Saft der frischen Pflanze reizt die Schleimhäute stark und zieht Blasen auf der Haut.

Wie andere Hahnenfuß-Arten früher manchmal von Bettlern benutzt, um Hautkrankheiten vorzutäuschen.

|4a| HERPES SIMPLEX Handrücken

    kleine konfluierende
    Bläschen,
    zwei davon geplatzt;
    gerötete Haut

    Auch diese Morphe paßt
    z.B. zum Formenkreis der

    CLEMATIS RECTA

DD: **DULCAMARA:**

    Oft <u>gelbliche</u> Bläschen
    (v. Anfang an eitrig);
    stehen in dichten Grup-
    pen zusammen, platzen,
    verkrusten und werden
    feucht.

    < Kalte Waschung
      naßkaltes Wetter

    Folge von Naßwerden
    nach Schwitzen

    Herpes vor Menses

    Herpes im Wechsel mit
    rheumatischen Beschw.

DD: s. auch Kent II S. 440
    (die sicher unvollstän-
    dige Rubrik
    "Handrücken:/ Herpes:"):
Carb-s., Graph., Lyc., Nat-c., Petr., Sep., Thuj.

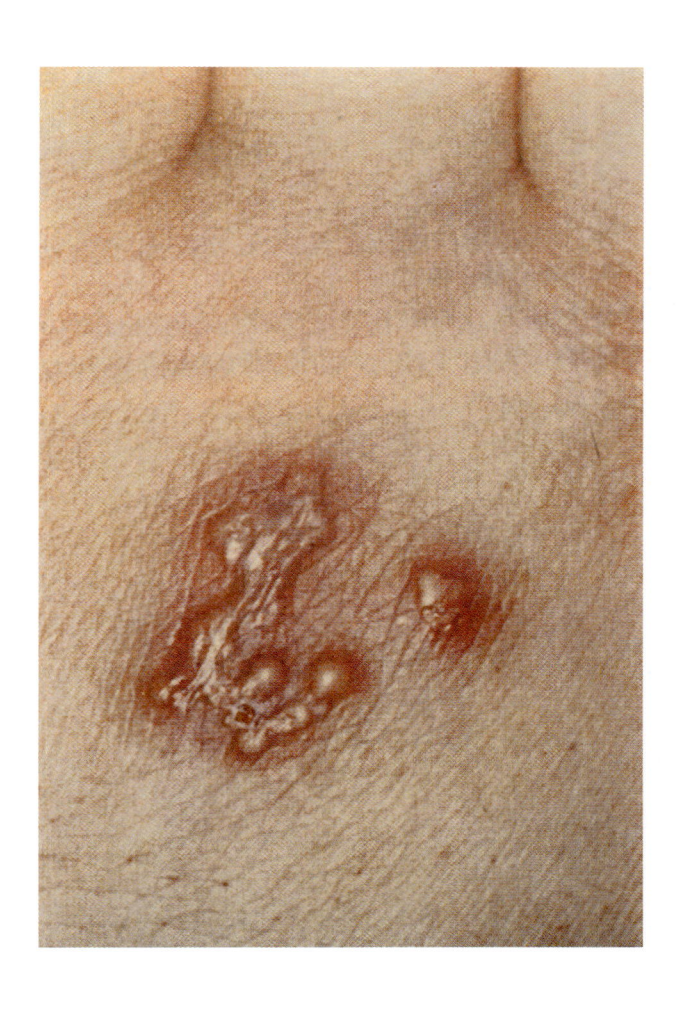

Hautausschläge, Hand   Herpes: *Bor., Bov., Calc., Cist., Con.,*
    Dulc., Graph., Kreos., Merc., Mez.,
II S. 435   *Nat-c., Nat-m., Ran-b., Sars., Sep.,*
    Staph., Verat., Zinc.

HERPES GENITALIS

Empf.: <u>Jucken</u>   Schmerzen längs des Samenstranges mit
    (Stechen)   Prellungsschmerz der Hoden.
         Neuralgie des nervus genitofemoralis.

Mod.: < Kalte
      Waschung   Rote, brennende Haut mit kleinen Bläschen,
           die platzen und verkrusten.
      und/oder
    < Bettwärme   Regionale Lymphknoten geschwollen.

                         <u>Vergl.</u> Köhler Bd. II S. 35 f.)

| 4 b | HERPES SIMPLEX   (Wange)

    Beschr.:   eitrige kleine Bläschen
                      eitrig-schmieriger Belag, z. T. verkrustet.

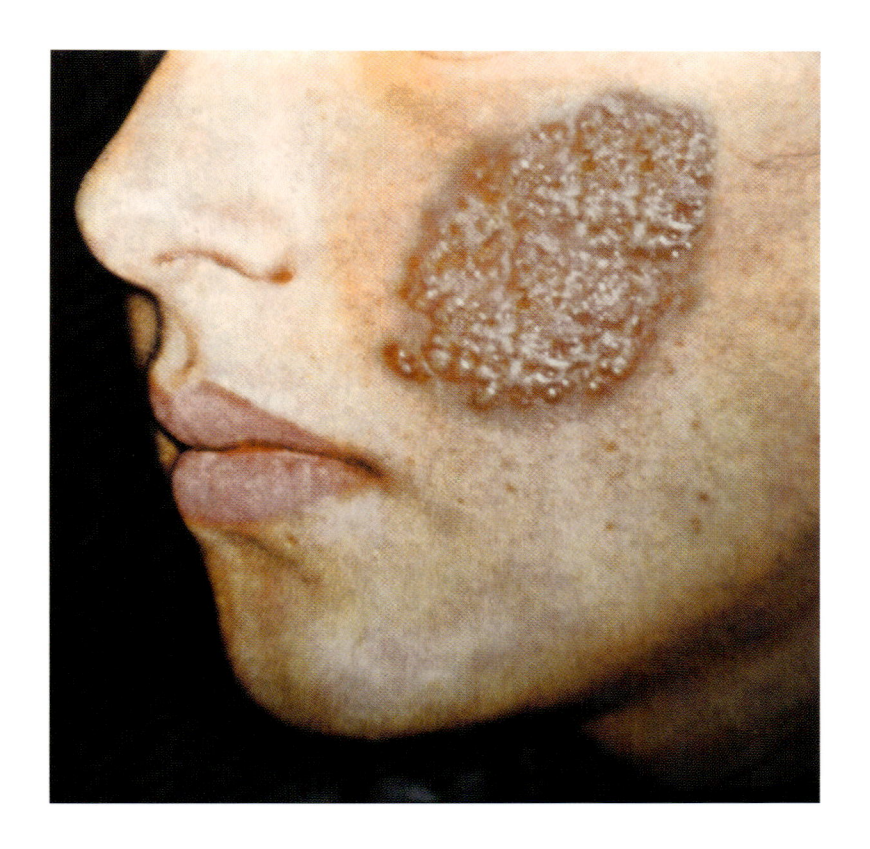

Diese sehr eitrigen Bläschen lassen in erster Linie denken an

| MERCURIUS SOLUBILIS |

DD: DULCAMARA   beide haben auch sehr eitrige Bläschen
        CLEMATIS   beide deutlich < Kälte u. Feuchtigkeit
                                    (oft rheumatische Belastung)

MERCURIUS SOLUBILIS: oft begleitet von ausgeprägter Unruhe < nachts
                                ölige Nachtschweiße
                                deutlich vermehrter Speichelfluß

HERPES LABIALIS

Für den Herpes simplex an den Lippen findet sich im Kent Bd. II S. 98 eine große Anzahl Mittel.
Köhler differenziert die folgenden als wichtigste Mittel (Köhler II, S.35 f):

RHUS TOXICODENDRON: Ätiologie: Im Verlauf einer fieberhaften Erkrankung mit Magen-Darm-Symptomatik oder Brusterkrankung mit Durchfall

kleine dunkelrote Bläschen auf geröteter Haut, die bald eitrig werden.

DULCAMARA Ätiologie: feuchtkalte Witterung; vor den Menses.

gelbliche Bläschen, die bald platzen, verkrusten und feucht werden.

NATRIUM MURIATIC.: Ätiologie: Verzehr von Meeresfrüchten; am Meer; Sonne Folge von psychischen Konfliktsituationen.

Klare juckende schmerzhafte Bläschen

SEPIA: Ätiologie: Verzehr von Fisch; Leber-Insuffizienz; hormonale Dysfunktion

ARSENICUM ALBUM: Meist Begleitsymptom ernster Grunderkrankungen. Große Erschöpfung nach geringer Anstrengung. Ätiologie evtl. auch Alkoholmißbrauch.

Die Bläschen werden rasch trocken. Die Haut wird rauh und schält sich ab in kleinen Lamellen, wie Mehl.

GRAPHITES: Brennende juckende Bläschen, die zu Schrunden am Übergang von Haut zu Schleimhaut führen. Nässend, krustenbildend, Absonderung wie Honig.

THUJA: Sykotische Diathese, unangenehm riechende Schweiße, Zellulitis, Warzen und Kondylome.

Oft gleichzeitig Bläschen im Mund, am Zungenrand, unter der Zunge oder an der Rachenhinterwand.

ACIDUM MURIATICUM: Herpes labialis bei Anacidität des Magens.
(=Salzsäure) Lippen rauh, trocken, rissig.
Starker Juckreiz.

HEPAR SULFURIS: splitterartige stechende Schmerzen. Übergang zur Eiterung. Gereizte Stimmung, sehr zugempfindlich

---

| Hautausschläge Herpes |

im Kent →
II S. 98/99

Lippen und Lippenrand: Agar., Anac., Ars., Asc-t., Bor., Brom., *Calc-l.*, Canth., Carb-v., Caust., Chel., Crot-t., *Dulc.*, *Graph.*, Hep., Ip., Kali-p., Lac-c., Lach., Med., Nat-a., Nat-c., Nat-m., *Nicc.*, *Par.*, Ph-ac., Rhus-t., Sars., Sep., Sil., Spong., Sulf., *Tub.*, Urt-u.
Oberlippe: Agar., Sars.

Mund, um den: Am-c., Anac., Ars., Bor., Cic., Con., Hep., Kreos., Mag-c., Med., Nat-c., Nat-m., Par., Phos., Rhus-t., *Sep.*, Sulf.
Mundwinkel: Carb-v., *Lyc.*, Med., Ph-ac., Sep., Sulf.
unter den Mundwinkeln: *Calc-l.*, *Nat-m.*

ENTWICKLUNGS-STADIEN des HERPES SIMPLEX

Bei der Behandlung des Herpes muß sein jeweiliges Entwicklungs-Stadium berücksichtigt werden. Es nützt beispielsweise wenig, einen bereits verkrusteten Herpes mit einem Mittel (zB. Rhus tox.) zu behandeln, das eher zum Anfangsstadium paßt.

So seien im folgenden einige Bilder gezeigt, die zu verschiedenen Stufen passen:

5 a) <u>Beginn eines Herpes labialis</u>

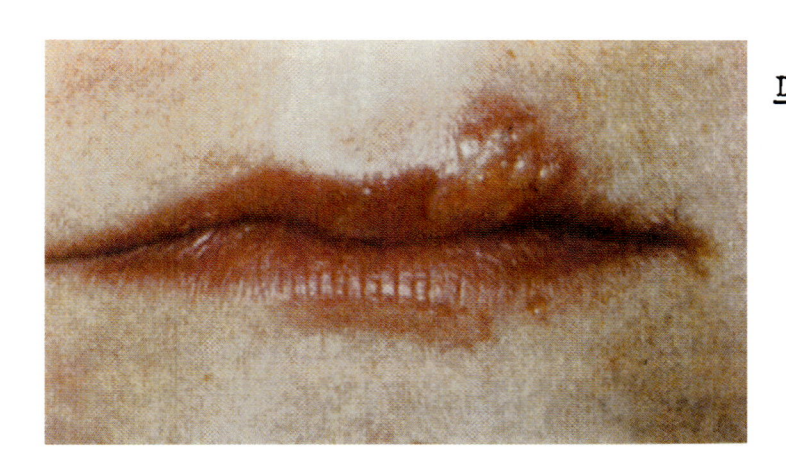

RHUS TOXICODENDRON

<u>DD:</u>
Ducamara, Natr. mur., Sepia, Thuja usw. ...
(Diff. siehe vorige Seite)

<u>nicht</u> passen würden Graphit oder Mezereum
(Krusten, nässend, evtl. Risse)

b) <u>Fortgeschritteneres Stadium</u>

Die Bläschen sind eitrig, teilweise konfluierend, einige offen, erste dünne Krusten, Riß im Mundwinkel.

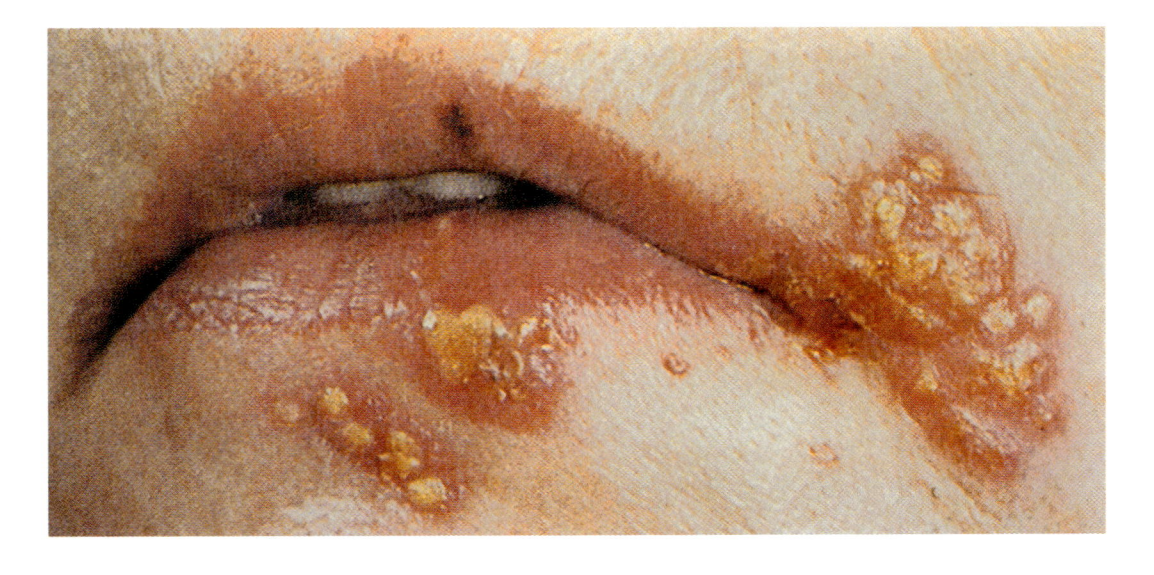

GRAPHIT

In homöopathischem Sinne wird hier Rhus tox. von Graphit abgelöst.

b) Spätstadium des Herpes labialis

Dicke Krusten, teilweise hornig.

Im Wangenbereich schmieriger Belag

entzündl. gerötete Umgebung.

Diese Morphe paßt zu

MEZEREUM

(= Seidelbast)

DD: Graphites
(weniger schmierige Beläge)

Hepar sulf.
(weniger Krusten)

Mercurius
(nicht so hornige Krusten)

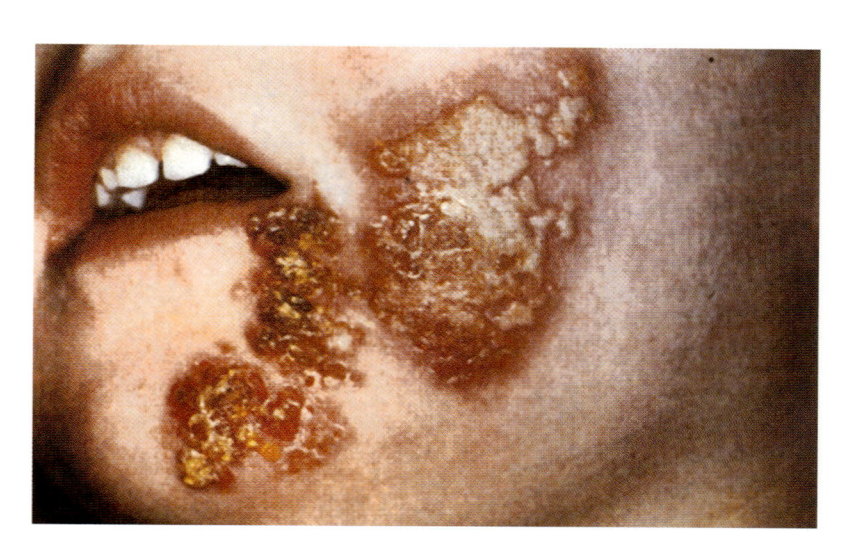

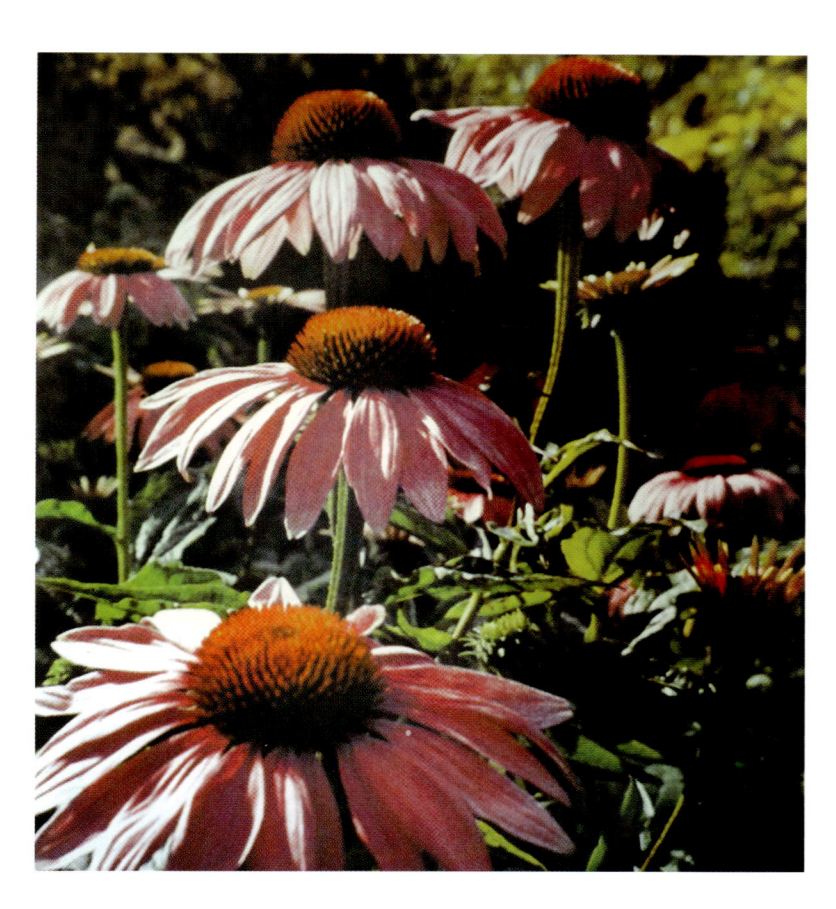

nebenstehendes Foto zeigt

ECHINACEA = „Igelkopf"
(=schmalblättrige Kegelblume)

Diese Pflanze sei noch kurz erwähnt, da ich mit ihr recht gute Erfahrung gemacht habe in der

ÄUSSERLICHEN Behandlung

der Herpes-Bläschen. Dies führt zu einem raschen Eintrocknen der Bläschen.

ECHINACEA Ø mehrmals tägl. auftragen.

| 5 c | HERPES LABIALIS MIT ÖDEM

Beschr.:   eitrige Blasen (noch intakt)
          hochrote, dicke Schwellung

Auch diese ausgeprägte hochrote Schwellung paßt in den
Formenkreis von

| RHUS TOXICODENDRON |

(Der Giftsumach kann bei Berührung schon gleich entzündliche
 Röte und eine massive Schwellung hervorrufen)

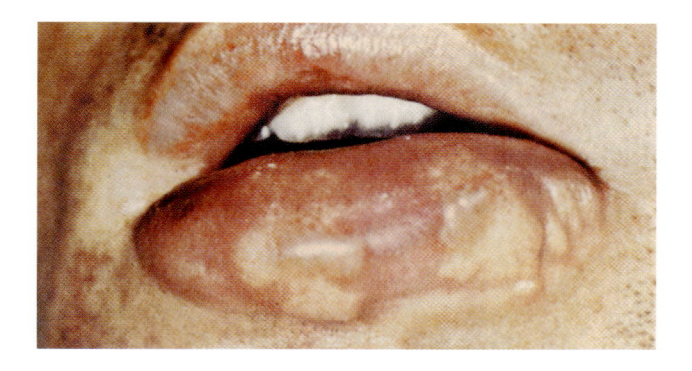

DD: APIS   zu Apis würde zwar die Schwellung passen, nicht aber
              der sehr eitrige Zustand!

Herpes Zoster

Die Gürtelrose hieß in der Antike IGNIS SACER (= heiliges Feuer). Der charakteristische Brennschmerz gab ihr diesen Namen.

Homöopathisch kann das Brenngefühl nicht als individuelles Symptom gewertet werden, da es für den Herpes Zoster praktisch pathognomonisch ist.

Die Auswahl des Segmentes, das das Zoster (=Varicellen) - Virus befällt, erfolgt nicht zufällig. Es scheint so, daß eine Abwehrschwäche im betreffenden Segment vorliegen muß. Das Virus befällt das Spinalganglion eines vorher bereits irritierten Segmentes.
Die Schwere dieser vorliegenden Irritation kann sehr unterschiedlich sein: Eine akute oder chronische Funktionsstörung, organisch fixierte Störungen, eine früher dort duchgeführte Operation oder sogar ein Carcinom.
Wird beispielsweise Segment L 1 befallen, das zum Magen gehört, kann dieser Lokalisation ein einfacher "empfindlicher" Magen, ein rezid. Gastritis, ein Ulcus, eine chronisch atrophische Gastritis oder sogar ein Magen-Carcinom zugrunde liegen.
Auf jeden Fall empfiehlt es sich, bei Auftreten einer Gürtelrose wachsam zu sein. (Das bedeutet nicht, gleich jeden Zoster-Patienten durch die gesamte Tumor-Such-Diagnostik-Mühle laufen zu lassen. Nach US-amerikanischen Studien steigt die Wahrscheinlichkeit eines bösartigen Geschehens jedoch bei Befall mehrerer verstreuter Segmente deutlich an.)

WELCHES SEGMENT GEHÖRT ZU WELCHEM ORGAN?

Die Zuordnung ist manchmal etwas schwierig, da die Hautareale teilweise weit unterhalb des zugehörigen Wirbels bzw. Organs liegen. Die Organzonen der Bindegewebsmassage können dabei weiter helfen:

(siehe Grafik auf der nächsten Seite).

Beispiel 1 :

　Befall Oberschenkel-Hinterseite ———> Segment S 2

→ Über S 2 an der oberen Kreuzbeinhälfte befindet sich die kleine Genitalzone

→ Irritation Eierstöcke oder Hoden.

Beispiel 2:

　Befall der oberen Gesäßhälfte links ———> Segment Th 12/ L 1

→ Das Bindegewebe über dem 12. Brust- und 1. Lendenwirbel gehört linksseitig zur Magen- bzw. Pankreaszone

→ Irritation des Magens oder Pankreas.

- 28 -

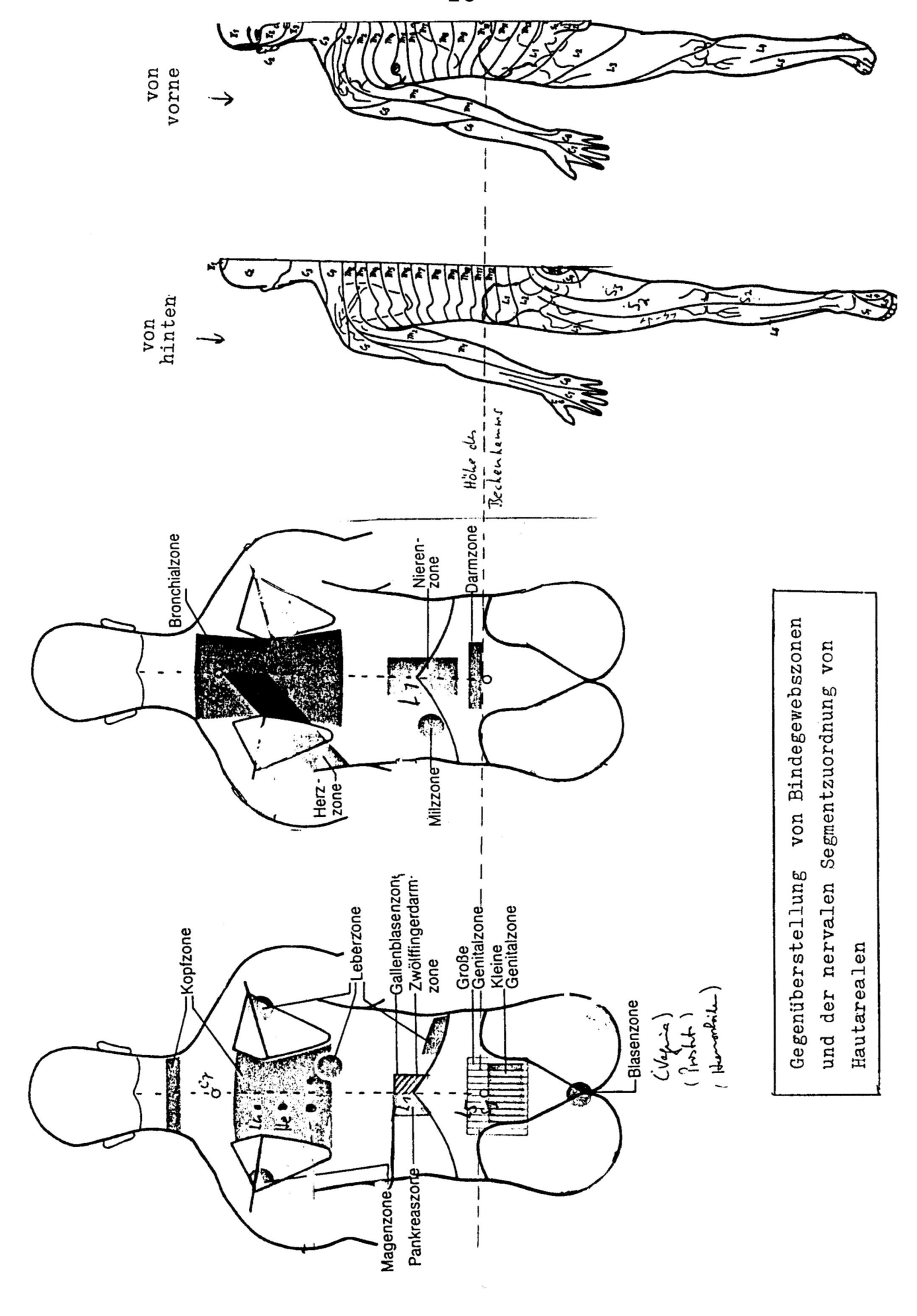

von vorne →

von hinten →

Höhe des Beckenkamms

Bronchialzone
Herzzone
Nierenzone
Darmzone
Milzzone

Kopfzone
Leberzone
Gallenblasenzone, Zwölffingerdarmzone
Große Genitalzone
Kleine Genitalzone
Magenzone
Pankreaszone
Blasenzone
(Vagina)
(Prostata)
(Hämorrh.)

Gegenüberstellung von Bindegewebszonen und der nervalen Segmentzuordnung von Hautarealen

6 Zoster rechts thorakal, Segment Th 6 / Th 7

Beschr: eitrige Bläschen und Pusteln, teilweise geplatzt, einige Stellen dunkel verkrustet oder schmierig belegt. entzündlich gerötete Umgebung

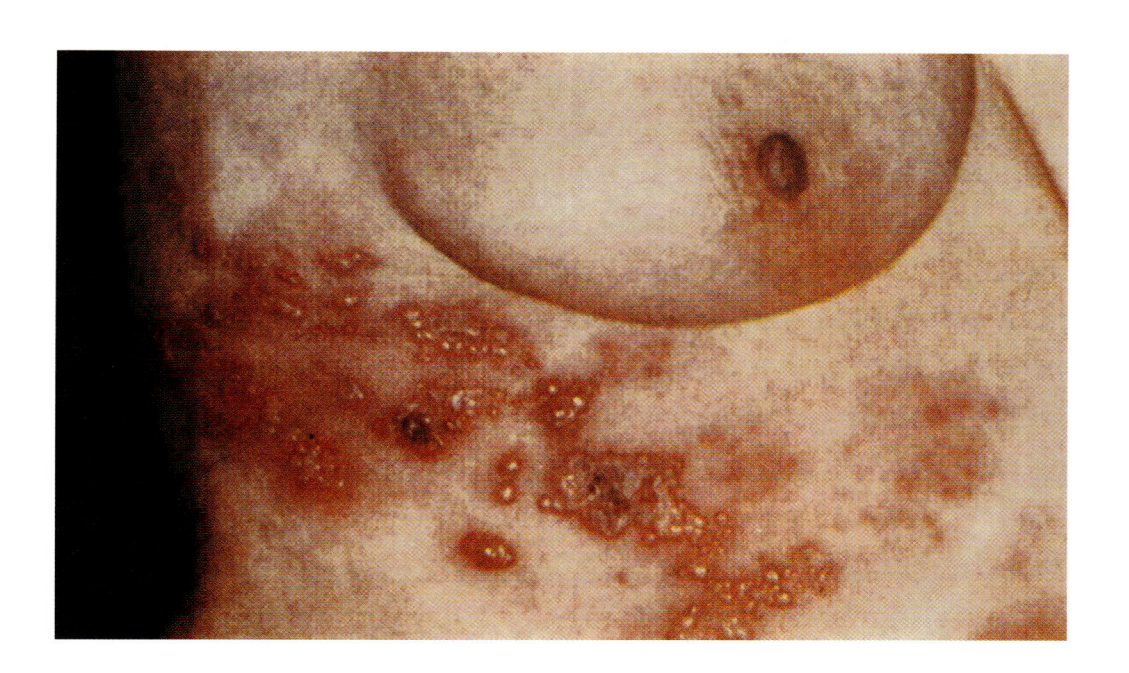

Es kommen vorwiegend drei Mittel in Frage:

(Differenzierung siehe auch Schema auf den folgenden Seiten)

a) **MERCUR** !

   eitrige Bläschen und Pusteln, schmierige Beläge, gelbliche Krusten? Evtl. entz. Umgebung.

   schwere nächtliche Unruhe mit klebrigen Schweißen,
   < nachts   < Kälte und Hitze !
   Brennen und Stechen

b) **CLEMATIS**

   kleine Bläschen, die platzen und Krusten bilden
   gerötete Umgebung

   schreckliches Jucken, Stechen
   < kaltes Wasser, Bettwärme

c) **IRIS VERSICOLOR**

   Bläschen bilden Pusteln und platzen
   vorwiegend rechtsseitiger Zoster

   Brennen und arges Jucken
   < nachts und abends

   oft in Begleitung mit Magen-Darm- Störungen.

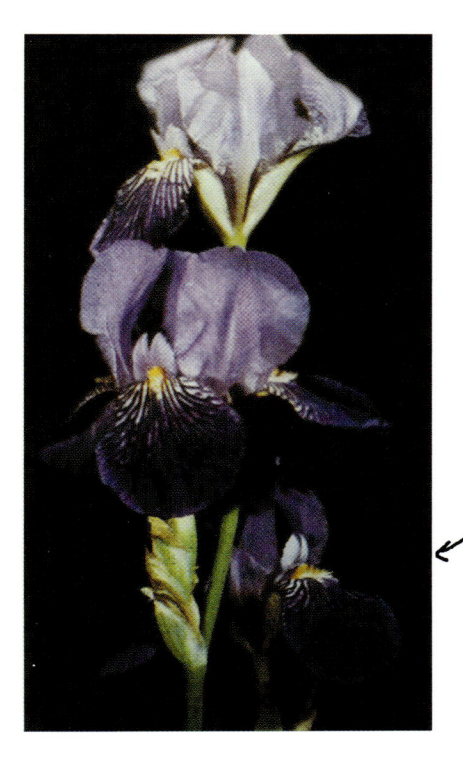

HERPES

	APIS	RHUS TOX	ARSEN	CANTHARIS	CLEMATIS
MORPHE	wachsartig oder glasig leichtes Ödem angedeut. Rötung später Bläschen + Ödem	ANFANGSSTADIUM! ↙ ↘ kleine, dunkelrote Bläschen, die eitrig werden auf geröteter Haut, Krusten	Bläschen rund, gangränös und schwärzlich	große, zusammenfließende Blasen auf geröteter Haut (weniger Krusten)	kleine Bläschen platzen + Krusten rote Haut
EMPFINDUNG	Brennen, Stechen, Jucken evtl. auch Taubheitsgefühl	Taubheitsgefühl wie verrenkt Kribbeln später Brennen + Stechen Jucken < Ruhe > Herumlaufen	Brennen wie von heißen Nadeln	wie nach einer Verbrennung juckend	Stechen + Jucken
MODALITÄT	< Berührung (geringst) < Druck < nachmittags < Hitze > Kühles > frische Luft	< Ruhe < nachts im Bett < kalt feuchtes, regnerisches Wetter > warmes, trockenes Wetter > feucht heiße Kompressen > warme Luft > Bewegung	< nachts 1-3 Uhr < Bewegung > heiße Anwendungen	< nachts < Bewegung (trotz Ruhelosigkeit) > Kälte	< kalte Anwendung < Bettwärme < kaltes Wasser
BEGLEIT SYMPTOME	Durstlosigkeit pyknisch rotgesichtig	nächtliche Unruhe	nächtliche Angst Unruhe viel Durst (trinkt häufig kl. Schluck) reduzierter Allgemeinzustand oft ernste Grunderkrankung	Blasenbeschwerden Ruhelosigkeit viel Durst	

ZOSTER

IRIS	KALI BI	LACHESIS	MERCUR	MEZEREUM	RANUNCULUS
Bläschen platzen -Pusteln rechts	Pockenartige Pusteln Blase mit Delle, die eitrig wird oder scharfrandig Geschwüre (wie ausgestanzt)	Bläschen bläulich oder blau-schwarz evtl. mit Blut gefüllt	Bläschen eitrig Krusten gelblich	gelbe Bläschen mit rotem Hof krustig, bräunlich evtl. dicke Borken lederartig, unter denen Eiter hervorsickert	linksseitiger Zoster Bläschen bläulich oder mit blutigem Serum Hornartiger Schorf links interkostal
Brennen + Jucken	Brennen und Jucken	stechend ziehend	Stechen + Brennen	Brennen oder reißender scharfer Schmerz Jucken	Beißen Brennen Jucken
< nachts < abends	< 2-3 Uhr morgens (Bier) > Wärme	< Berührung (→ kein Verband) < nach dem Erwachen	< nachts < kalte Luft < bei feuchter Kälte und auch großer Hitze	< Berührung < Wasser, nachts < feuchtes Wetter < Kälte, aber auch Bettwärme	< Kälte < Berührung < Bewegung < Temp.-Wechsel
Zoster verb. mit Magen-Darmstörung (Boericke) Magenbrennen Sodbrennen Erbrechen v. fadenziehendem Schleim evtl. Pancreas - erkrg)	Verschlossen tüchtig engstirnig evtl. auch bei Magenulcus	geschwätzig ("Betriebsnudel") geschäftig Krampfadern hitzig linksseitige Beschwerden	"quecksilbrig", kann nicht still sitzen schwere nächtliche Unruhe Unruhe auch tags klebrige übelriechende, erschöpfende Schweiße geschwollene Zunge mit Zahneindrücken faulig stinkender Atemgeruch Zittern eher Durchfälle	frösteln Jeder Schreck schlägt auf den Magen (Charette) Geringste Aufregung ruft Gefühl v. Schwäche + Hinsein im Plexus solaris hervor	

|7| ZOSTER linksseitig, Segment L 1 / L 2

    Beschr.:

        blau-schwärzliche Krusten

        kaum noch Bläschen

Den befallenen Segmenten wird die Magenzone zugeordnet.

Die Patienin klagt über leichte Magenbeschwerden, röntgenologisch ergab sich der Verdacht auf ein Magenneoplasma.

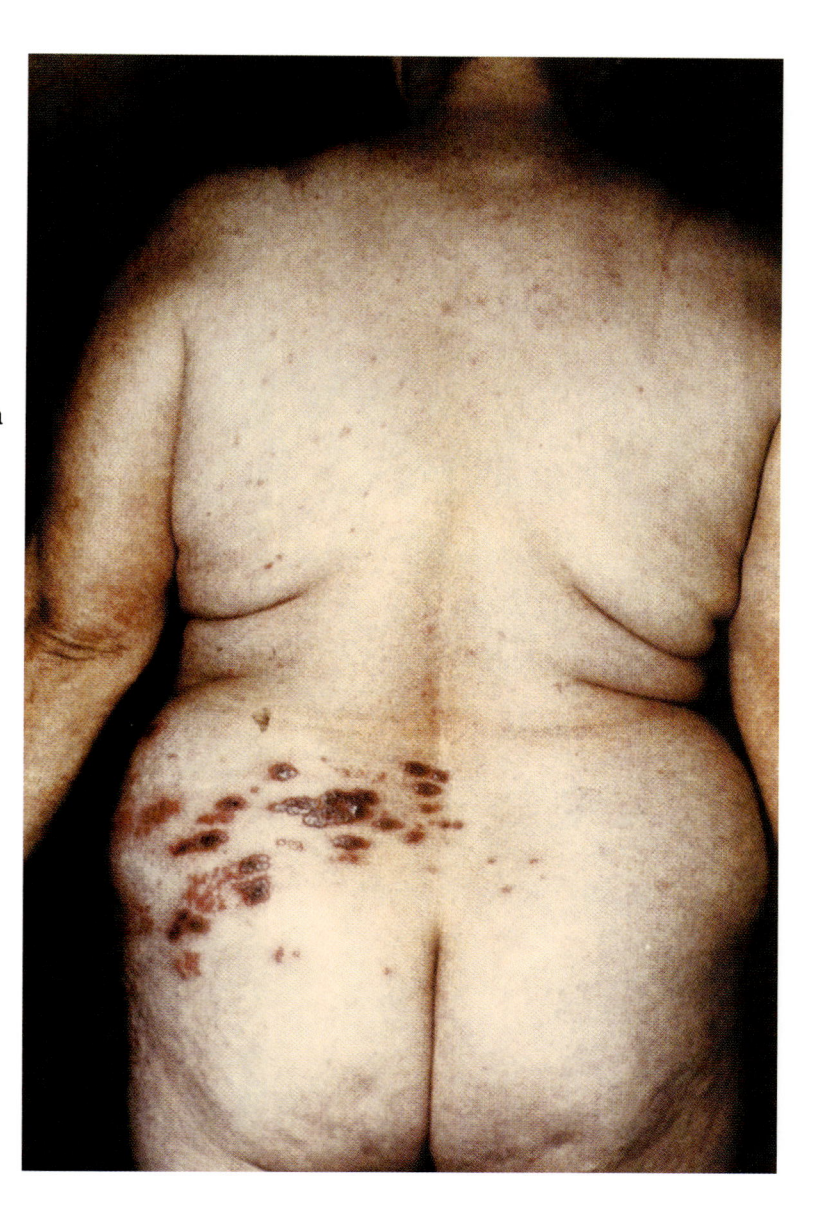

Infrage kommen besonders vier Mittel:

a) **ARSEN**   schwärzliche Bläschen und Krusten, oft gangränös
              Brennen wie von tausend heißen Nadeln
              > heiße Anwendung (paradox!), < nachts n. Mitternacht
              reduzierter Allgemeinzustand, nächtliche Angst und Unruhe.

b) **LACHESIS**   bläulich schwarze Krusten
              extrem berührungsempfindlich → wollen keinen Verband
              < Hitze, Wärme, nach Schlaf.

c) **RANUNCULUS**   bläulicher, hornartiger Schorf. Bevozugt linksseitig.
              Beißen, Brennen und Jucken
              < jeder Temperaturwechsel, bes. Kälte, Berührung.

d) **MEZEREUM**   hat eher bräunliche Krusten, lederartig, unter denen der Eiter hervorsickert.

DAPHNE MEZEREUM ⟹

    =Seidelbast

Bereits etwas von dem austretenden Saft beim Abreißen eines Astes kann zu Hautausschlägen führen. Auch Blätter und Früchte sind stark giftig.(Wenige Beeren können für ein Kleinkind tödlich sein)

(Arzneimittelbild siehe auf dem Schema zum Herpes Zoster.)

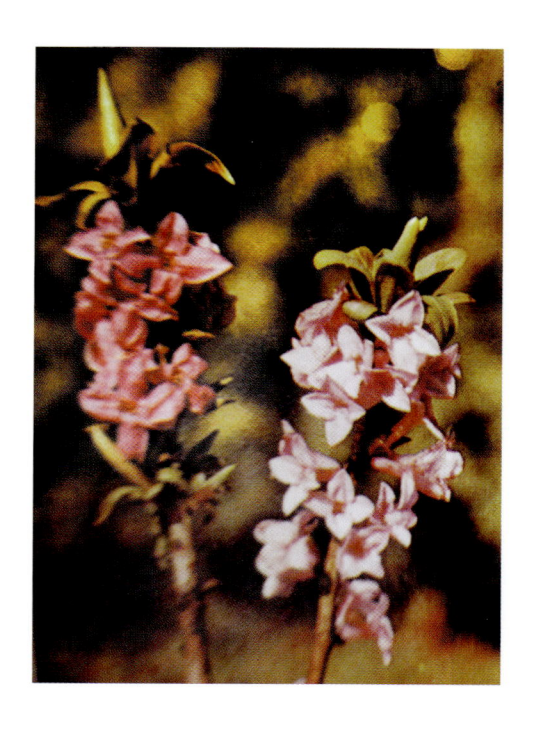

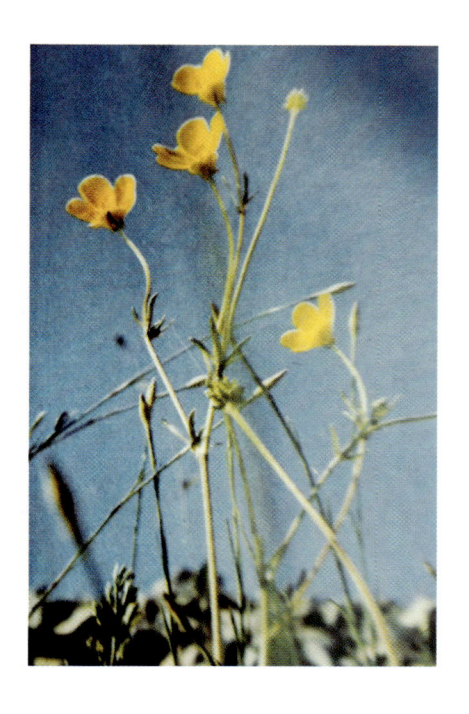

RANUNCULUS BULBOSUS ⟸

    = knolliger Hahnenfuß

Der Saft des Stengels zieht Blasen auf der Haut.

(Arzneibild siehe Schema)

    < Kälte
       Berührung
       Bewegung

[8] ZOSTER Thorax links

    Beschr.: grau-schwarze Bläschen und Beläge, gangränös und ulcerierend.

Diese Morphe weist deutlich auf

[ARSENICUM ALBUM]

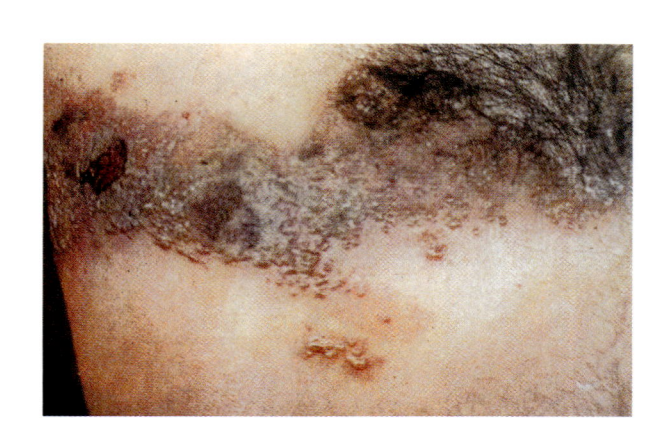

|9| ZOSTER über der Halswirbelsäule

Beschr.: schmierig eitrige
Bläschen, zum Teil
mit gelben Krusten.

Der Morphe nach paßt dies
am ehesten zu

|MERCURIUS SOLUBILIS|

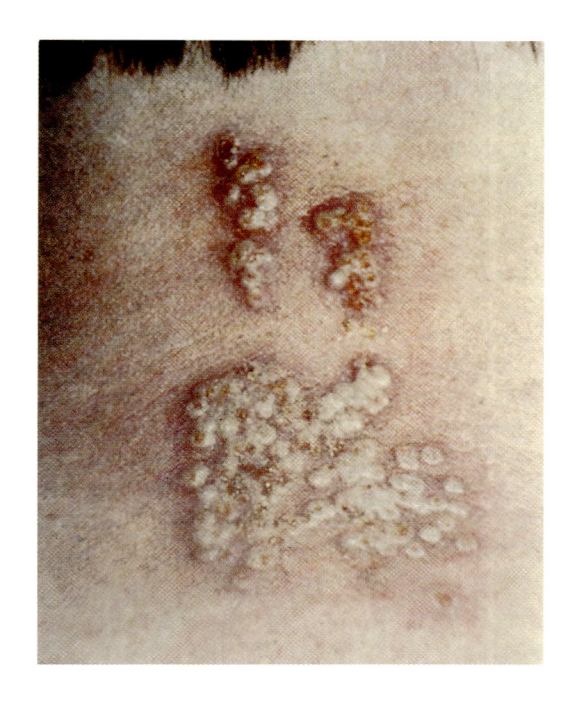

Herpes Zoster im Bereich des Kopfes

Der 1. Trigeminus-Ast versorgt auch das Auge. Bläschen am inneren
Augenwinkel weisen auf Befall der Cornea hin! Außer Hornhaut-
schäden muß auch die kurzfristige Entwicklung eines Glaukoms
befürchtet werden!

Köhler differenziert vorwiegend vier Mittel, die besondere
Beziehung zu Zoster im Kopfbereich haben.

(Köhler II, Seite 39)

10 ZOSTER 1. Trigeminusast

Beschr.:

kleine Bläschen und
Pusteln, teilweise geplatzt.
einzelne dunkle Krusten.
Unterlidödem

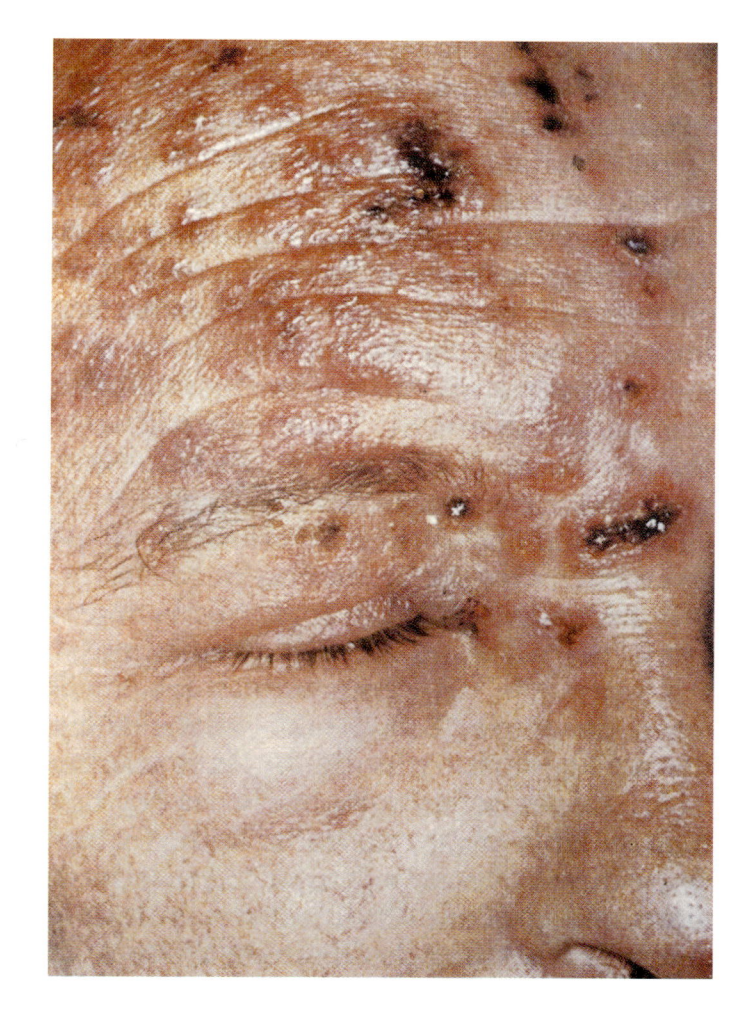

Die Morphe ermöglicht
keine eindeutige Zuordnung.

Infrage kommen besonders:

a) CAPSICUM   (=Cayenne Pfeffer)

Brennen, Stechen, Jucken < Kälte

Frostige, fettleibige Menschen mit schlaffem Gewebe.
Sie sehen blühend mit rotem Gesicht aus, obwohl das Gesicht
kalt ist, und es ihnen gar nicht gut geht.
Träge.
Neigung zu Heimweh.

(Auch bei Zoster im Analbereich.)

b) CROTON TIGLIUM   (= Purgierbaum/Wolfsmilchgewächs)

Viele kleine Bläschen, die in Pusteln übergehen und
später zu gelben Schorfen eintrocknen.

Brennender Schmerz, intensives Jucken
> ganz leichtes Reiben (bessert Juckreiz)

Rot geschwollenes Auge, starker Tränenfluß, ausgeprägte
Lichtscheu.
Empfindung, als wäre das Auge heiß und brennend.

c) **PRUNUS SPINOSA** (=Schlehdorn)

    Berstender Schmerz, als ob der innere Teil des Auges herausgezogen würde, als ob der Augapfel platzen würde (Vorsicht Glaukom!!)

    Bläschen sehr berührungsempfindlich.

    Evtl. auch eitrig-schmierige Form.

d) **MEZEREUM** (Seidelbast)

    Brennender Tränenfluß, Jucken
    ∠ Berührung, nachts
       Wasser, Kälte, feucht-kaltes Wetter.

    gelbliche Bläschen, evtl. mit rotem Hof.
    Später hornige Borken, unter denen der Eiter hervorsickert, oder schmierige Beläge.

|11| **ZOSTER Befall des 1. Trigeminus-Astes**

    Beschr.: eitrige Bläschen, schmierige Beläge, zum Teil nekrotisch.

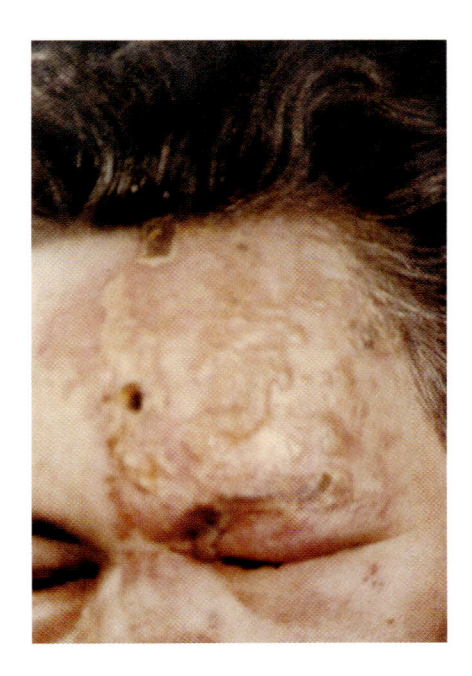

Die wüsten schmierigen und destruktiven Verläufe finden sich vorwiegend bei

PRUNUS SPINOSA

oder

CROTON TIGLIUM

(Differenzierung siehe oben)

    MERCUR käme auch noch in Betracht (nächtl. Verschl. mit Unruhe und klebrigen Schweißen)

11 HYPERICUM PERFORATUM

(= Johanniskraut)

Das Photo von Hypericum ist
nur als Hinweis gedacht auf
die Mittel, die für die
Spätneuralgien wichtig sind.

Differenzierung der wichtigsten
   SPÄTNEURALGIE MITTEL
siehe Köhler Bd. II S.39

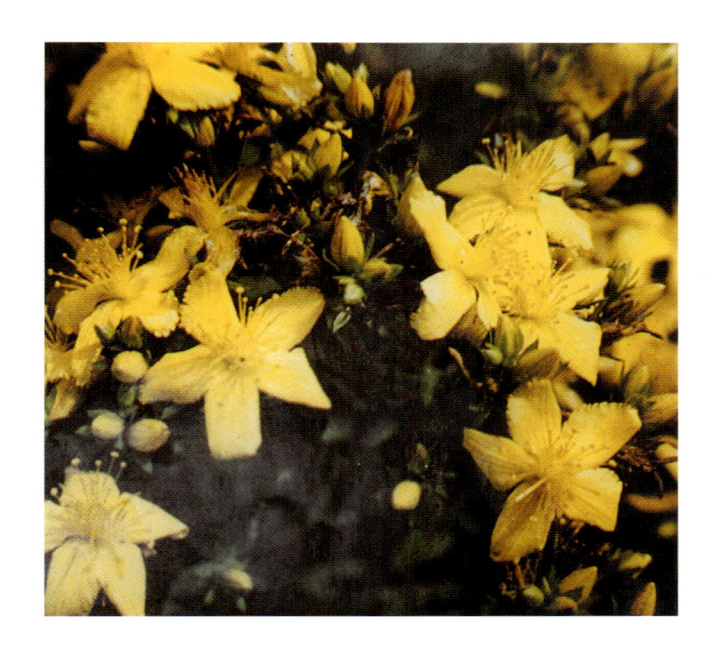

RISSE

HYPERKERATOSEN

EKZEME MIT KRUSTEN UND BORKEN

MILCHSCHORF/
    SEBORRHOISCHES EKZEM IM
    SÄUGLINGSALTER

VERSCHIEDENE   EKZEM-MORPHEN

PERIORALE DERMATITIS

Risse

1 RISS IM DAUMEN

Beschr.:

tiefe, blutige Risse in der Daumenkuppe

Die Risse sehen aus wie mit dem Messer hineingeschnitten.

Auf dem Photo leider nicht sichtbar, da es einen Gelbstich hat:

Die Umgebung der Risse ist gelb.

Diese Morphe paßt vorwiegend zu:

ACIDUM NITRICUM

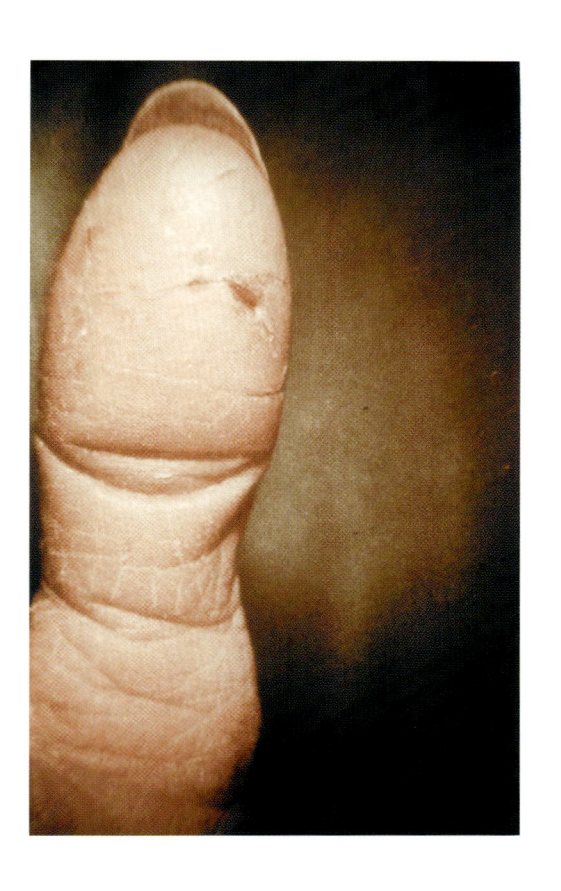

ACIDUM NITRICUM

(= Salpetersäure, HNO_3)

Man stelle sich vor: Mit einem Rasiermesser schneidet man in die Haut

⇒ <u>tiefer blutiger, glatt begrenzter</u> Riß
   stechend <u>splitterartiger</u> Schmerz

Eiweiß und Salpetersäure ⟶ Gelbfärbung

Salpetersäure riecht stechend, die Säure frißt

→ insgesamt hat Acidum nitricum einen <u>stechenden</u> Charakter:
   → alle Ausscheidungen riechen stechend und Die Schmerzen werden als stechend empfunden. Sekrete wundmachend
   (zB wundmachender Schweiß zwischen Zehen)

Anhand der eben genannten Assoziationen kann man sich einige wesentliche Charakteristika von Acidum nitricum gut merken.

Der Menschentypus ist meist:

mager, verfroren, neigt zu blutenden, brennenden Condylomen,

Verlangen nach Fett und Salz, Fisch (bes. Heringe)

Geist/Gemüt: Freudlos, explodiert sehr leicht, nachtragend, Morgenmuffel

HAHNEMANN schreibt darüber u.a.:

"Man wird finden, daß die Arznei mehr für Kranke von straffer Faser (Brunette), aber weniger für die von schlaffer Faser (Blondine) wohltätig wirkt.
Auch eignet sie sich mehr für chronisch kranke, welche sehr zu weichen Stühlen geneigt sind, während sie bei zu Leibverstopfung aufgelegten Kranken selten anwendbar ist."

(Chron. Krankheiten Bd. 4)

Modalitäten: < Kälte, Waschen

Die RISSE finden sich auch in den Mundwinkeln, an der Vulva, Analfissuren usw.

Als Merkhilfe:
Viele "i" in den Wörtern Acidum nitricum, spitz, tief, rissig, Splitterschmerz, Schnitt, mißgestimmt, Stich, Fissur.

2 RISS HOHLHAND

Beschr.:

Riß tief, wie hineingeschnitten

gelbliche Verfärbung der Umgebung des Risses (leider auf dem Photo nicht erkennbar)

Auch dieser Riß paßt zu

ACIDUM NITRICUM

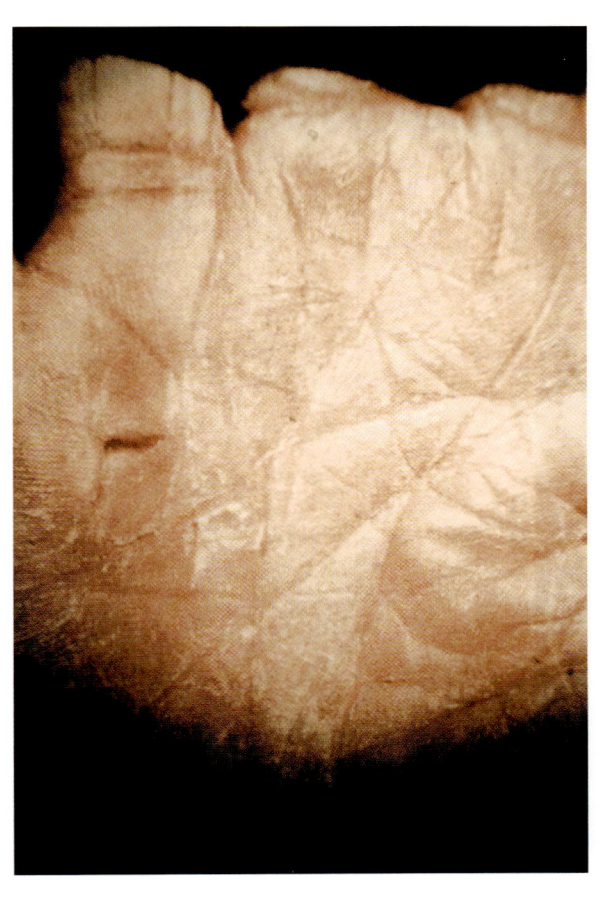

DD: Graphit und Lykopodium:
Bei diesen Mitteln sehen die Risse aus wie aufgesprungen, bei Nit-ac hingegen wie hineingeschnitten!

Dieser feine, fast spitzfindige Unterschied in der Morphe findet sich jedoch oft nicht. Entscheidend für die Differenzierung sind selbstverständlich in erster Linie Allgemeinsymptome, Modalitäten und Persönlichkeit!

3 HYPERKERATOSE HOHLHAND MIT RISS

Beschr: weißliche Hyperkeratose in der Mitte der Hohlhand.
Risse wie aufgesprungen, tief und blutend.

Diese Lokalisation,
   (Mitte der Hohlhand)

die weißliche Hperkeratose,

Riß wie aufgesprungen

gehören zu:

LYCOPODIUM

DD: GRAPHIT
    CALCIUM CARB.
    SULFUR
    PETROLEUM

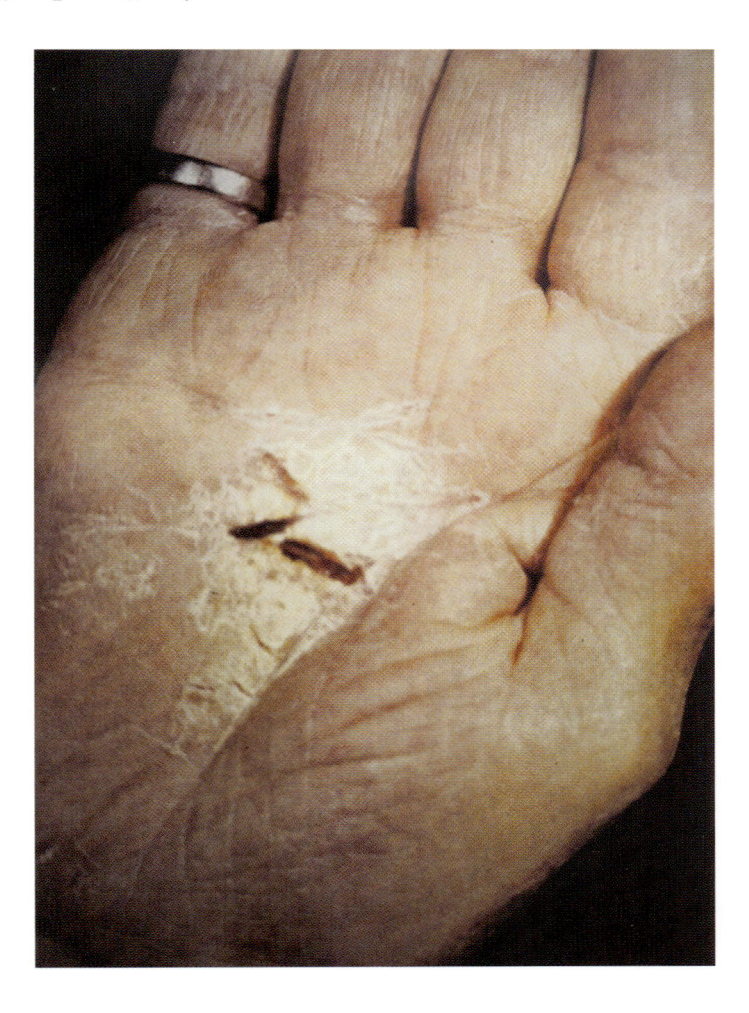

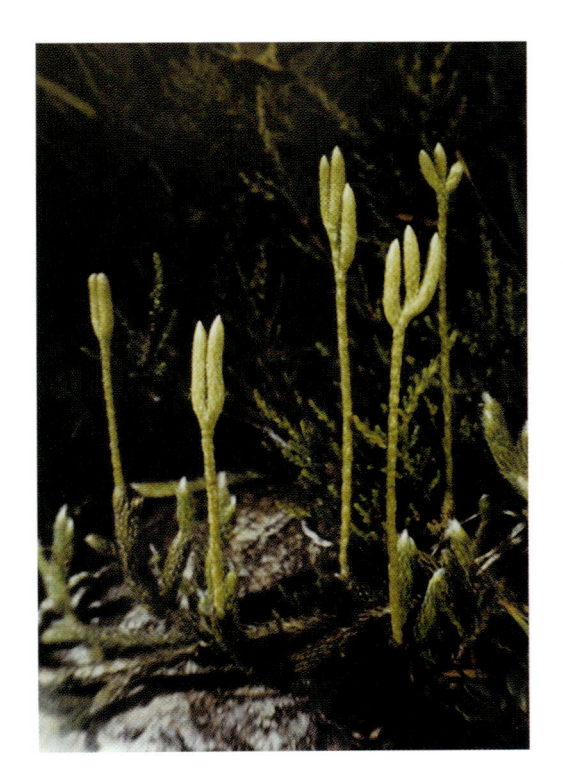

LYCOPODIUM CLAVATUM

(= Bärlapp oder
   Schlangenmoos)

verwendet werden die Sporen

L Y C O P O D I A C E E N

Das kleine Schlangenmoos (Lykopodium clavatum) war vor 250 - 300 Mio.
Jahren ein riesiger Baum. Diese Bäume wurden 10-40 m hoch. Damals,
im sog. Karbonzeitalter, war die Luft, vermutlich auch infolge der
zahlreichen Vulkanausbrüche, viel kohlensäurehaltiger als haute, und
darauf wird teilweise das enorme Größenwachstum der damaligen Pflanzen
zurückgeführt.
Diese Wälder aus den mächtigen Lykopodium-Bäumen, den Riesenfarnen und
Riesenschachtelhalmen bilden heute die STEINKOHLE- FLÖZE!

VERSTEINERTE RINDE

eines

BÄRLAPP - BAUMES

250-350 Mio.
Jahre alt.

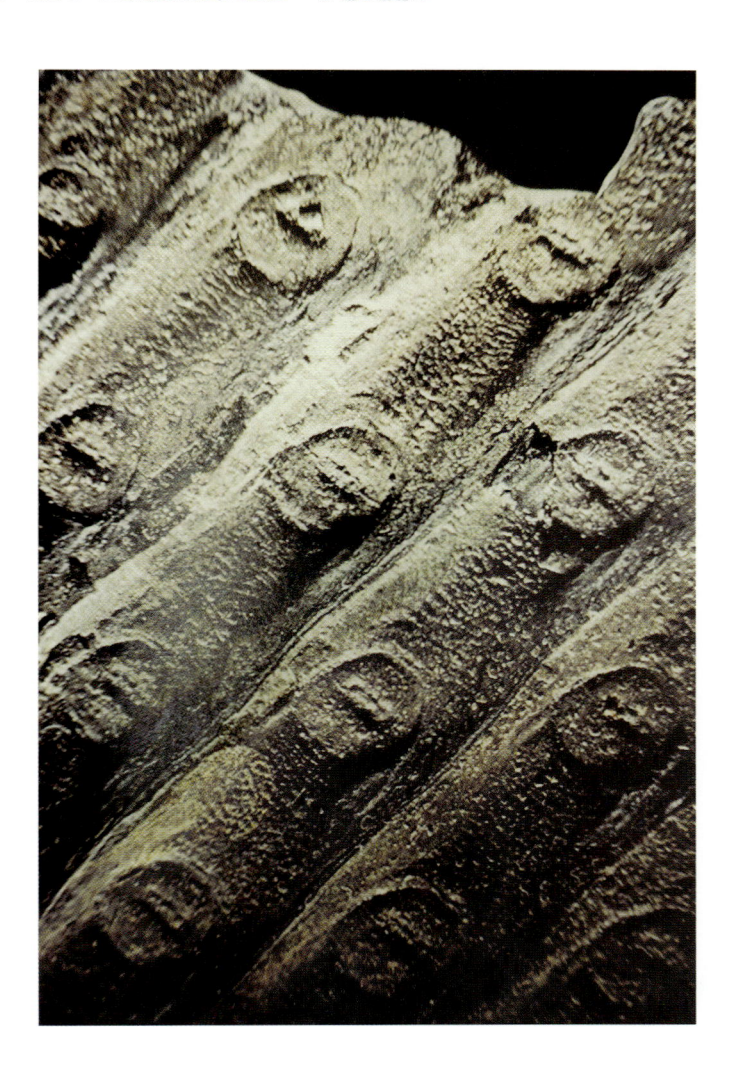

Heutzutage ist das kleine Lykopodium-Moos nicht einmal mehr selbständig in
der Lage,Chlorophyll zu erzeugen, sondern bedarf der Symbiose mit einem Pilz.
Viele der Sporen sind steril, und auch zur Spermatogenese braucht es die
Gegenwart eines Pilzes.Allein zur Keimung benötigt die Pflanze 6-7 Jahre,
bis zur vollen Entwicklung 6-7 Jahre. (s.Gutmann über das Wesen der Arznei)
Lykopodium ist homöopathisch eines der wichtigsten Mittel für Fortpflan-
zungsstörungen:
                Infertilität (bes. bei Männern), Amenorrhoe,Impotenz
                Erektionsstörungen(bei Rauchern z.B.)

RISSE HOHLHAND in verkrustetem Ekzem

Beschr: Ekzem in der Hohlhand

nässend, gelbliche Krusten, gelblich klebrige Absonderung

mehrere Risse

(alles auf dem Photo leider nicht so gut erkennbar)

Diese Morphe gehört zu

GRAPHITES

Kennzeichnend: nässendes Ekzem, gelblich klebriges, honigartiges Sekret, das unter den Krusten hervorsickert.

Risse in den Krusten

Lokalisation:

Bei Graphit finden sich Risse fast überall:

zwischen den Fingern, Hohlhand, Augenlider, hinter den Ohren, Ansatz der Ohrläppchen, Nasenwinkel usw.

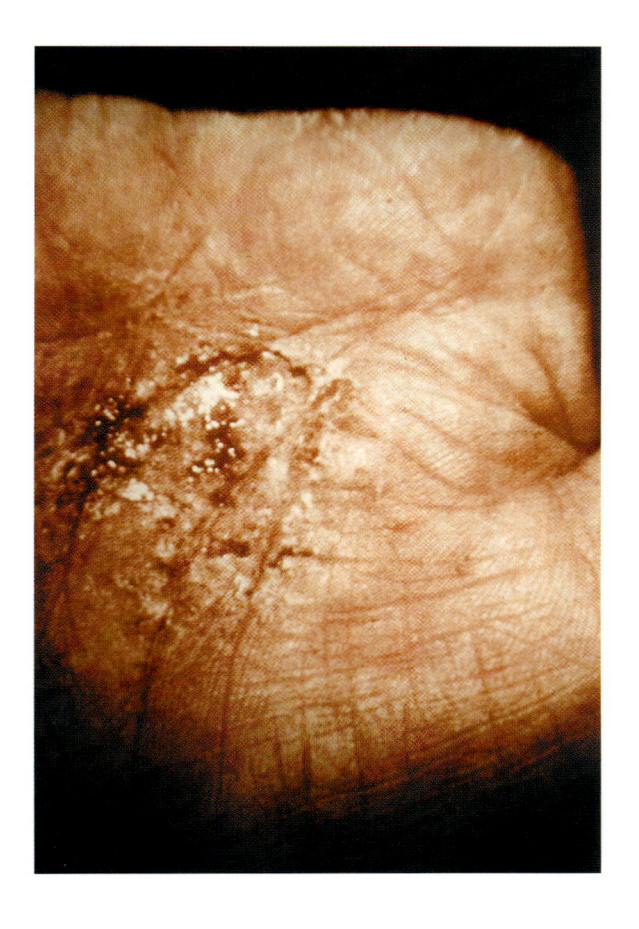

RISSE ZWISCHEN DEN FINGERN

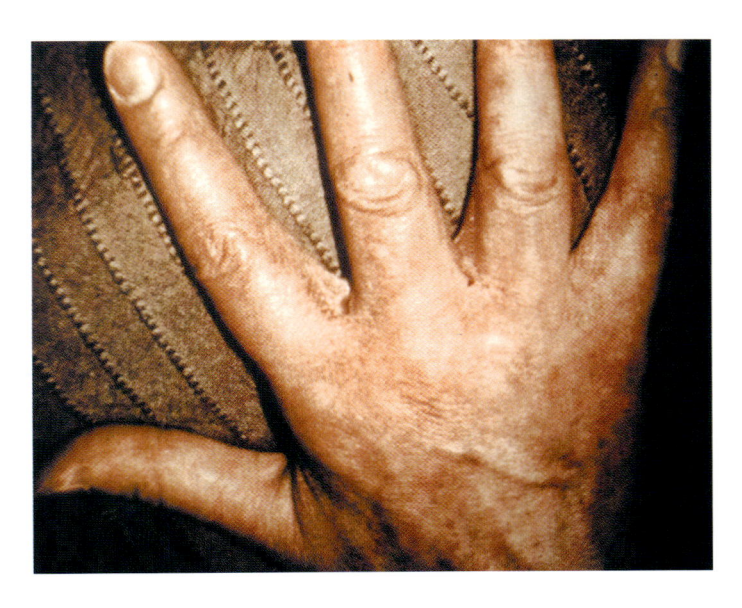

Beschr.:

Krustig-nässendes Ekzem zwischen den Fingern.

Risse zwischen den Fingern

GRAPHITES

Die Lokalisation spricht für GRAPHIT und ARSEN. (siehe Tab. S.30)

Der nässend-gelblich-krustige Charakter läßt die Entscheidung für Graphit fallen.

(ARSEN hat eine eher pergamentartige Haut. Dabei entweder eine feine mehlige Schuppung oder Rupia, und ist grauweißlich, nicht gelblich.)

Risse und Krusten Hände

Risse Hände (Exkremität / Haut)

tief und blutend: Alum., Merc., Nit-ac., Petr., Sanic., Sars.

Winter, im: Alum., Calc., Cist., Merc., Petr., Psor., Sanic., Sep., Sulf. (II 421)

Aufgesprungene Hände: Aesc., Alum., **Am-c**., Anan, Apis, Arn, Aur., Calc., **Calend**., Carb-ac., Graph., Ham., Hep., Hydr., Kali-c., Kreos., Lyc., Mag-c., **Merc**., Nat-c., Nat-m., Petr., Puls., **Rhus-t**., Sars., Sep., Sil., Sulf., Zinc.
(vgl.: rauh, rissig)

Arbeiten in Wasser, von: Alum., Ant-c., Calc., Cham., Hep., Merc., Rhus-t., Sars., Sep., Sulf. (II 423)

Haut allgemein³ (II 163)

VERHÄRTUNG, Pergament, wie: Acon., Aeth., Ars., Camph., Chin., Crot-h., Dig., Dulc., Kali-c., Led., Lith., Lyc., Op., Phos., Rhus-t., Sars., Scil., Sil.

Schwielen, wie: Am-c., Ant-c., Bor., Dulc., Graph., Lach., Led., Lyc., Ran-b., Rhus-t., Sep., Sil., Sulf., Thuj.

Verdickung, mit: Am-c., Anac., Ant-c., Ars., Bor., Calc., Cic., Clem., Dulc., Graph., Hydr-ac., Kali-c., Lach., Lyc., Par., Phos., Ran-b., **Rhus-t**, Sep., Sil., Sulf., Thuj., Verat.

Rhospherticum (Haut / Hände)
verlängert verdickt + aufgespr.
Calc., Graph., Kali-c., Lyc., Rhus-t., Sep., Sil., Sul.

Risse → um die Nägel: Nat-m.

Krusten, Borken, Geschwüre um die Nägel
Ar-sen

Risse Fingergelenke Graph., Mang., Merc., Phos., Sanic., Sulf. (II 422) geschwürig werden: Merc.

Risse → zwischen den Fingern: Ars., Aur-m., Graph., Sulf., Zinc. (II 421)

Rissrücken Merc., Nat-c., Petr., Sanic., Sep. (II 428)
Rhus-t.,

Hautausschlag Handrücken: Berb., Bov., Chel., Cupr., Jug-r., Kali-chl., Kali-s., Kreos., Merc., Mez., Mur-ac., Nat-c., Phos., Sanic., Sep., Sulf. abschilfernd: Am-m., Bar-c., Calc., Graph., Merc.

Borken, gelbe: Merc., Mez.
Ekzem: Graph., Jug-c., Merc., Mez., Nat-c., Phos., Sep.
Krusten, Schorfe: Mur-ac., Plb., Sep, Sulf., Sulf-ac. (II 446)
Risse: Merc.

Risse Fingerspitzen, an den: Aur-m., Bar-c., Graph., Petr., Nit-ac. (II 422)

Risse Handteller: Cist., Merc-i-r., Petr., Crot-h., Graph., Kali-c., Nat-s., Sep., Sulf.

abblätternder Ausschlag: Cinn., Lyc., Nat-s., Sulf.
abschilfernd: Am-c., Arn., Chin-s., Hydr., Sabad., Sep., Sulf. (II 441)

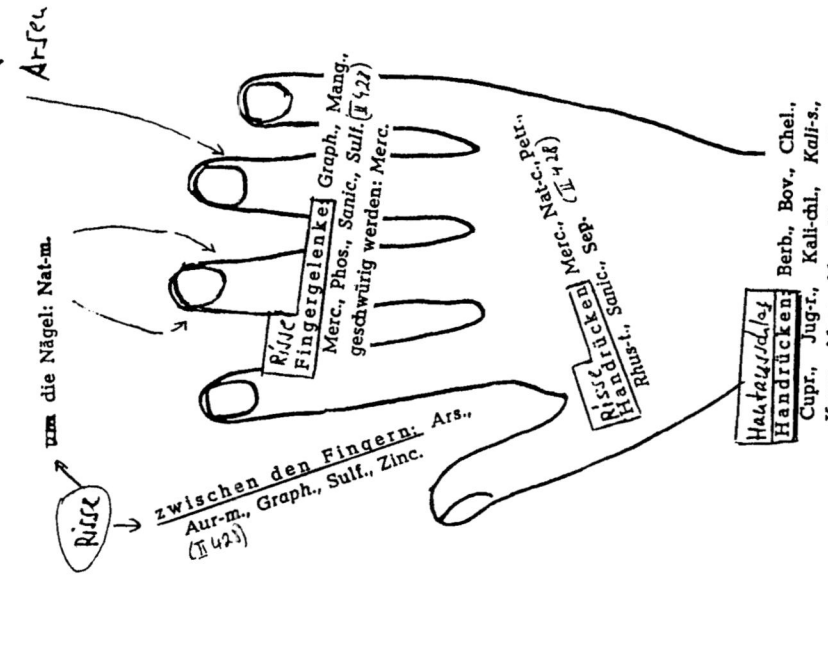

Risse Ballen: Hep.
Lyc.

5a FINGERKUPPEN-RHAGADE

Beschr.:

tiefer blutiger
Riß, wie aufgeplatzt
hyperkeratotische Haut
breite Finger

Die Morphe und die eher breiten Finger weisen am ehesten auf

GRAPHITES

DD: NIT-AC., CALC. C.
BAR-C.,
(PETROLEUM)

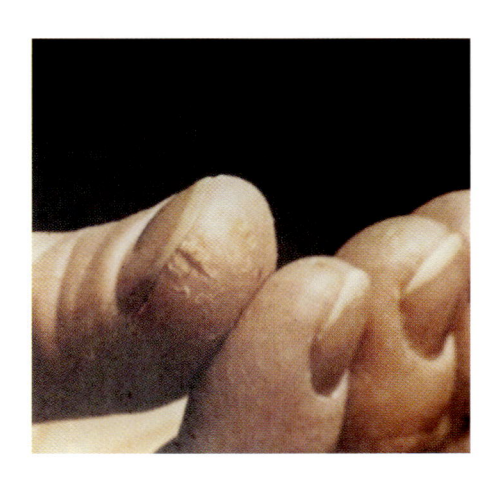

5b LIPPEN-RHAGADE

Beschr.:
tiefer blutiger Riß
in der Mitte der
Unterlippe

Dies läßt besonders denken an

**NATRIUM MURIATICUM
HEPAR SULFURIS,
NIT-AC.,
SEPIA, PULSATILLA !**

Vergl. auch die Rubriken im KENT

II / 111 Risse Unterlippe: Apis, Cham, Cimic, Nat-c, Nit-ac, Phos, Sep
... in der Mitte der Unt.lippe: Agar, Am-c, Aur-m, Cham, Dros, Hep, Nat-m, Puls.

6 RISSE STRECKSEITE FINGER

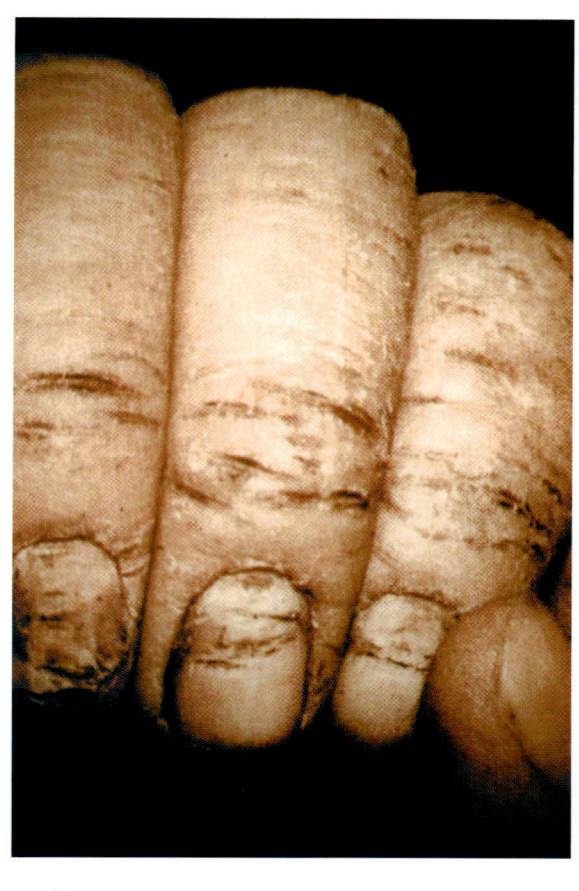

Beschr:

schmutzig aussehende Haut

tiefe Risse an den Streckseiten der Finger

Nägel mit Querrissen, schmutzig aussehend

(wie Karotten)

Dies alles ist charakteristisch für

PETROLEUM

PETROLEUM

(von "Petros" = Stein und "oleum" = Öl → Steinöl, Petroleum ist ein Destillationsprodukt des Erdöls)

Lokalisation:

Petroleum hat eine Beziehung zu den Haarfollikeln
→ Bevorzugung der Streckseiten der Finger
(Es finden sich aber auch Petroleum Ausschläge an den Handinnenflächen)

Augenlider, Nase und Mundwinkel
hinter den Ohren, behaarter Kopf

Achselhöhlen

Anus, Leisten (auch Herpes genitalis und Herpes am After!)

Hodensack
Hahnemann:"Jücken und Nässen des Hodensacks"

Morphe:

Die Haut sieht richtig schmutzig aus

Tiefe Risse, die leicht bluten, schlimmer im Winter
(Merkhilfe:Wer mit Petroleum hantiert, macht sich leicht schmutzig, und im Winter braucht man mehr Erdöl als im Sommer)

Rissige, deformierte,schmutzig aussehende Nägel

es gibt sowohl trockene Ekzemformen, evtl schuppig, als auch nässende (mit dick klebriger Absonderung und Eiter-Krusten oder lederartigen Krusten.)

Empfindung:/Modalitäten:

    Brennen und Jucken, begleitet von Frösteln (=auffallend)

    Jucken vorwiegend tagsüber (weniger nachts)

    Jucken < nach Waschen, < morgens

    "Jede Bekleidung schmerzt, es ist ihr alles zu hart"

       < WINTER (die Risse und Ausschläge treten sogar oft nur im Winter auf und verschwinden im Sommer, kommen wieder bei kaltem Wetter.

        DD GRAPHITES: keine so deutliche Winterverschlecht. eher dickere Leute als bei Petr.

Weitere Petroleum-Symptome

    Sehr verfroren; Neigung zu Frostbeulen

    Mager, trotz viel Essens; Heißhunger nachts, Abneigung gegen Fett (Nit-ac Verl. Fett); Magenschmerz > Essen

    Neigung zu Durchfällen; häufig Schleimhautkatarrhe

    Ausgeprägte Übelkeit und Erbrechen beim Autofahren

    "Gefühl, eine Person liege neben ihm. er sei doppelt, oder eines seiner Glieder sei doppelt"

Denke auch an Petroleum-Erkrankungen bei:
Tankwarten Straßenarbeitern, Feuerschluckern,...

[7] **RISSE IN HYPERKERATOSE** (Ulnarseite der Hand)

Beschr.:

    Lokale Hyperkeratose

    tiefer Riß

Lokalisation und Morphe passen zB. gut zu

    SEPIA

DD: GRAPHIT
(eher Hohlhand oder zwischen den Fingern.

Die Unterscheidung zu Sepia erfolgt aber bes. anhand der Geist/Gemüt-Symptome und der anderen körperl. Beschaffenheit.)

SULFUR
(entzündlicher)

ANTIMONIUM CRUDUM
(Bevorzugung der Füße)

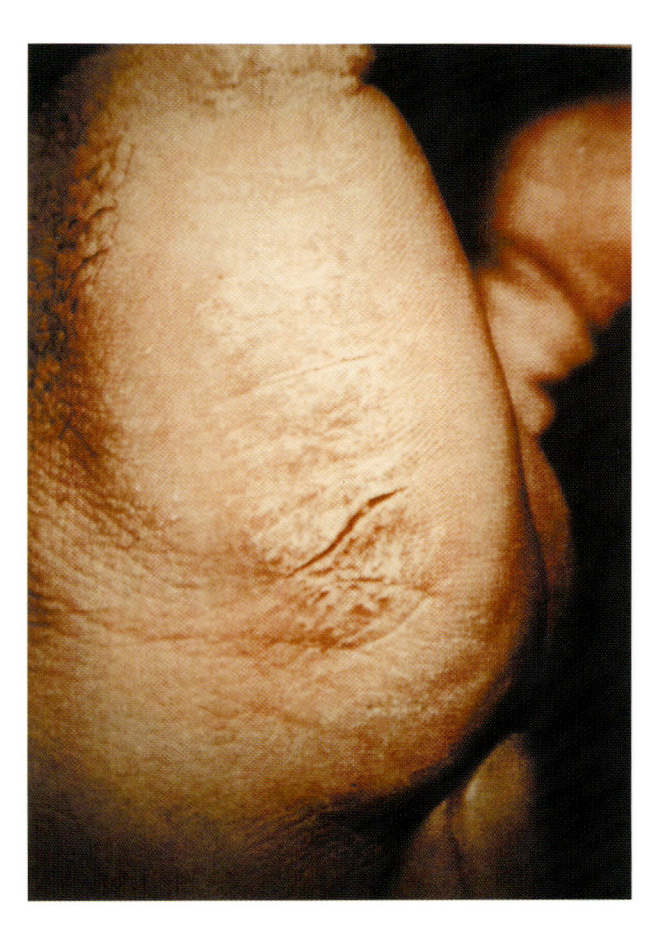

SEPIA wird auch durch die auffallend deutliche Verschlimmerung der Risse im Winter charakterisiert (wie Petroleum, Petroleum ist jedoch schmutziger aussehender.)

(EXCURS DORNWARZEN)

⑧ DORNWARZEN FUßSOHLE

SEPIA
kann auch solche Dornwarzen an der Fußsohle haben

Das häufigste Mittel ist dafür jedoch:

ANTIMONIUM CRUDUM

(häufig kombiniert mit ausgeprägten Hyperkeratosen an den Fersen.

Evtl. auch kombiniert mit Magen-Darm-Störungen und einer dick-weiß belegten Zunge.)

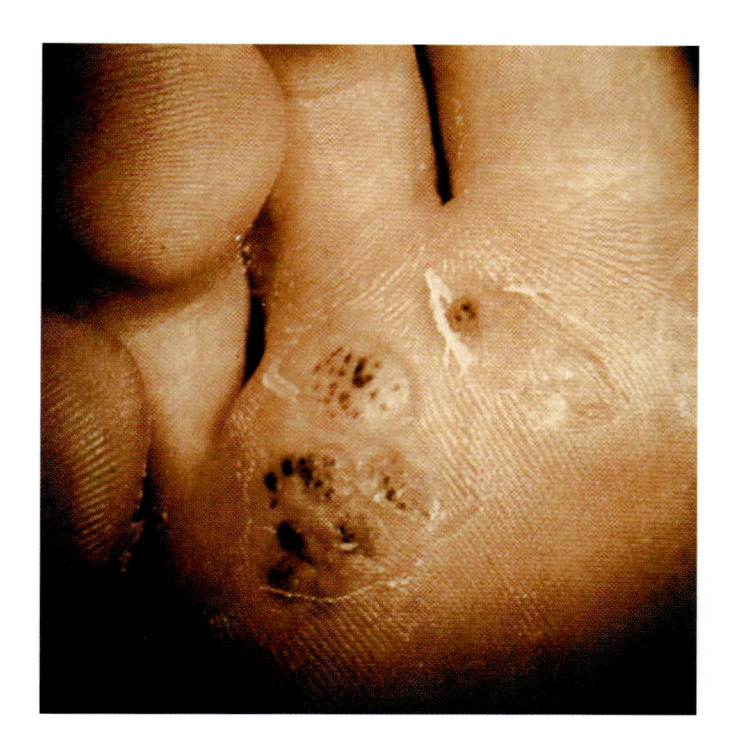

WEITERE DORNWARZENMITTEL

CALCIUM CARB.	bei Kindern gelegentlich indiziert
LYCOPODIUM	seltener
NIT-AC	seltener

KÜNZLI schuf im Kent die Rubrik

"Warzen Fußsohle" (zu ergänzen im Band II S. 429)

(erweitert nach Angaben anderer Autoren)

Ars, Ant-cr., Calc., Caust., Con., Graph., Lyc., Nat-m., Med., Nit-ac., Sep., Sil., Sulf.

Ferse: Lyc
Zehen: Spigelia, Sulf.
Großzehenspitze: Caust., Nit-ac.

EXKURS SEPIA

(VERBUNDEN MIT EINEM KLEINEN SEITENSPRUNG IN DIE ZOOLOGIE)

CHLOASMA UTERI

Hier ist eine für SEPIA typische
  gelb-bräunlich fleckige
Verfärbung der Haut

(Das Chloasma Uteri tritt
 bes. bei hormonellen
 Störungen oder
 gel. auch unter Einnahme
 von Ovulationshemmern auf.)

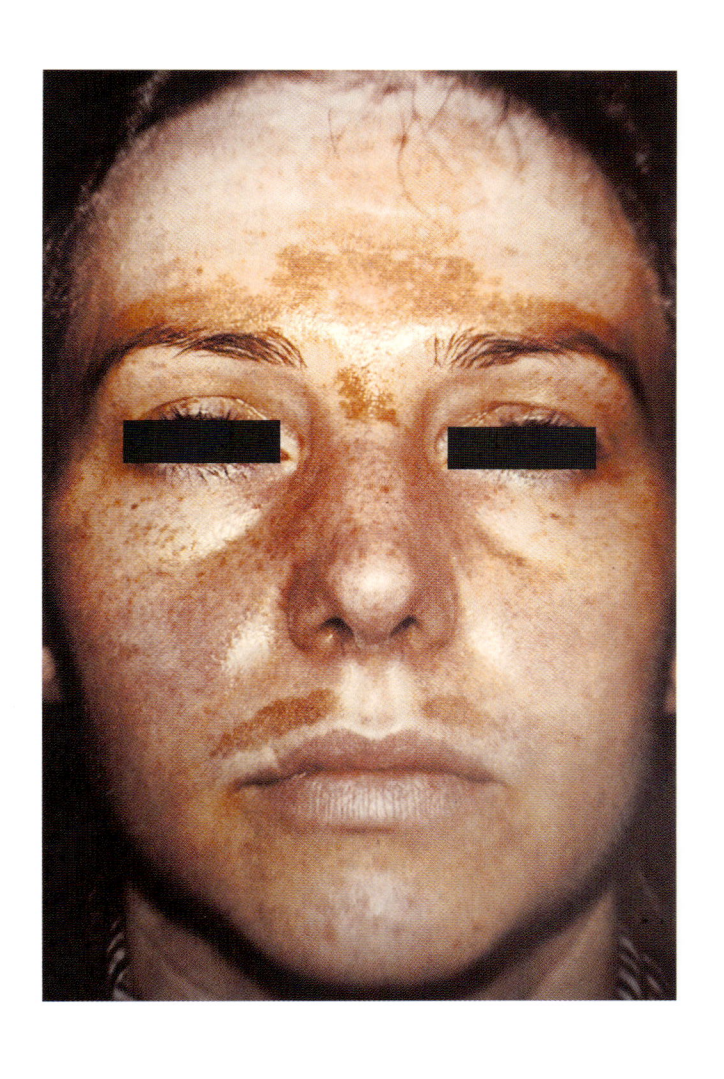

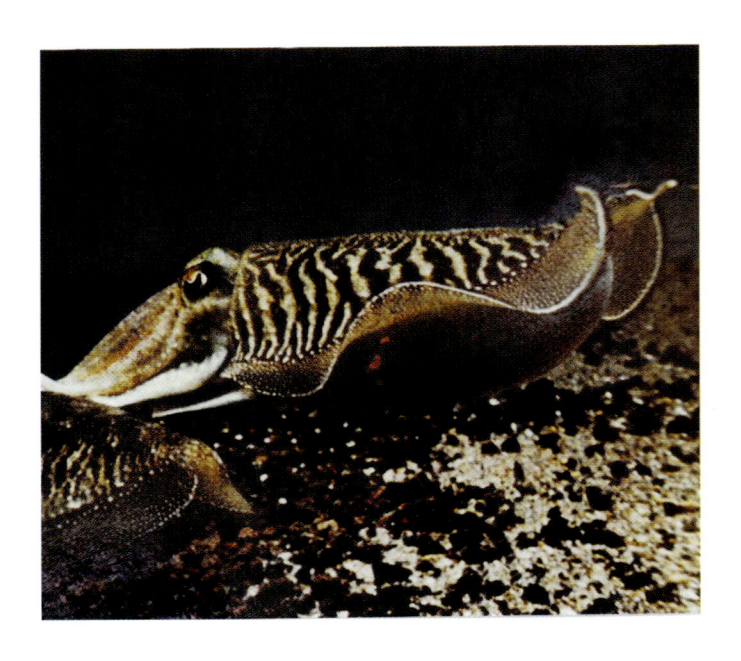

SEPIA OFFICINALIS

(= gemeiner Tintenfisch)

deutlich sichtbar der feine
Flossensaum und die großen
Augen

(die Sepia hat als einziges
 Wirbelloses ein Linsen-Auge!)

Aufgrund ihrer geschmeidigen
Beweglichkeit und Eleganz
trägt die Sepia auch den Namen

  "SEE-KATZE"

SEPIA

auf der Jagd

tagsüber liegt die Sepia
meist eingegraben im Sand.
Erst abends wird sie munter
und geht auf die Jagd.

Sie bewegt sich anmutig
tänzerisch im Wasser.

(Vergl. das Arzneimittelbild
von Sepia)

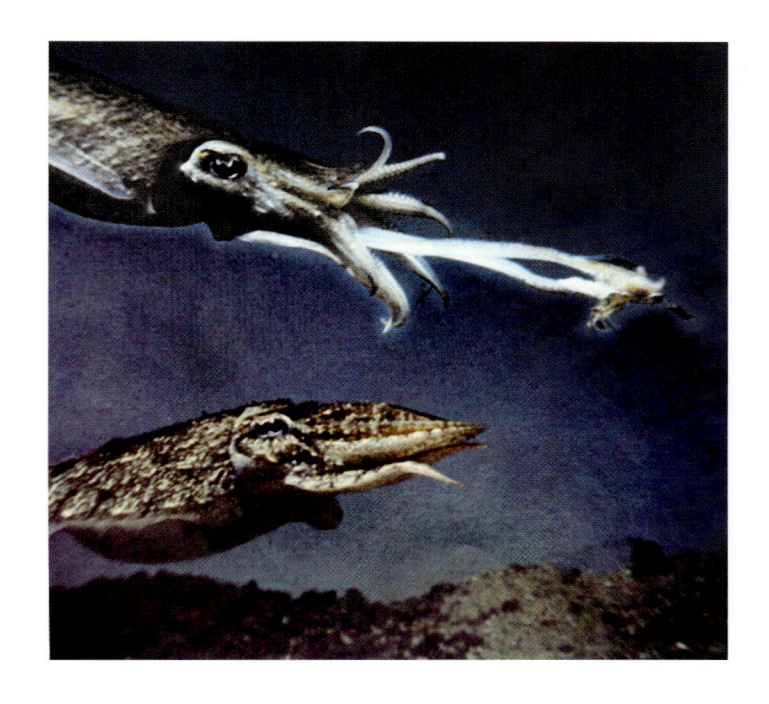

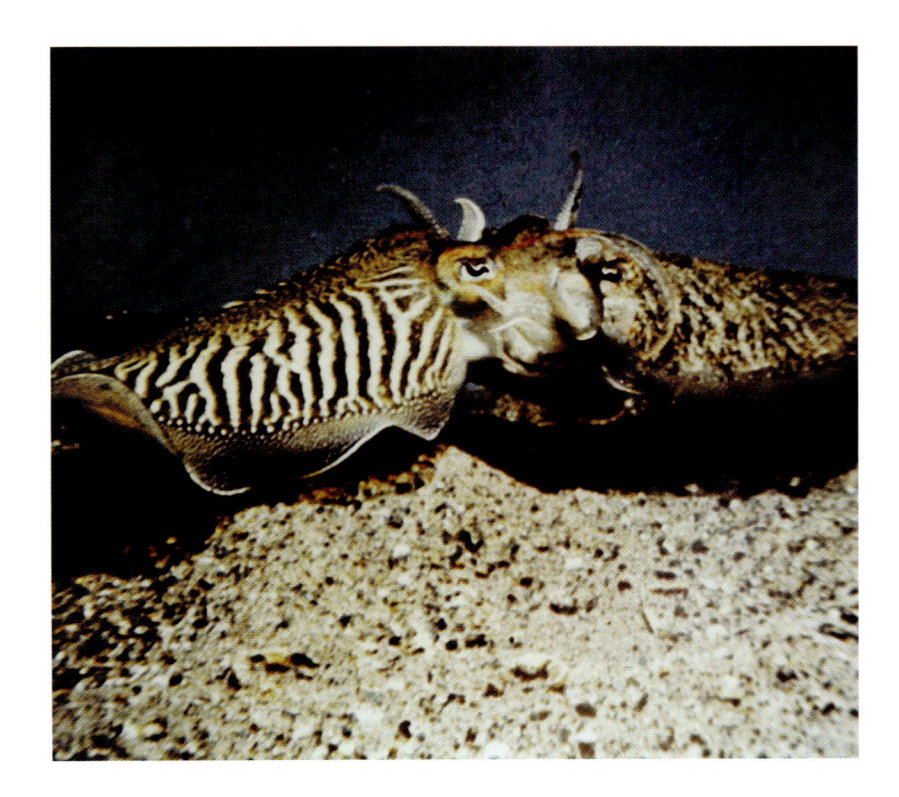

SEPIA

bei der Paarung

FARBWECHSEL DER SEPIA

Die Sepia-Arten können schneller als ein Chamäleon ihre Farbe wechseln.
In Sekundenschnelle passen sie sich genau an die Farbe und die Formen des Untergrundes an, über dem sie sich gerade befinden. Sogar die Umrisse von Steinen bilden sie auf ihrem Rücken zur Tarnung nach.

Auf dem Rücken der Sepia befinden sich verschiedene Pigmente. Darüber sind wie "Schiebetüren" feine Muskeln gezogen.
Das Gehirn steuert die Öffnung und Schließung dieser "Schiebetüren", indem sich die Muskelzüge über dem Pigmentfleck zurückziehen und den Blick auf die Farbe frei geben.
Je nach Situation werden die jeweiligen Pigmentflecke geöffnet oder verdeckt.

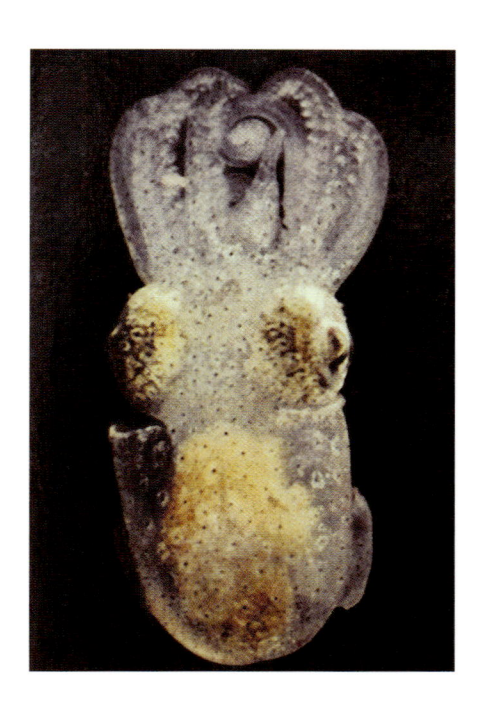

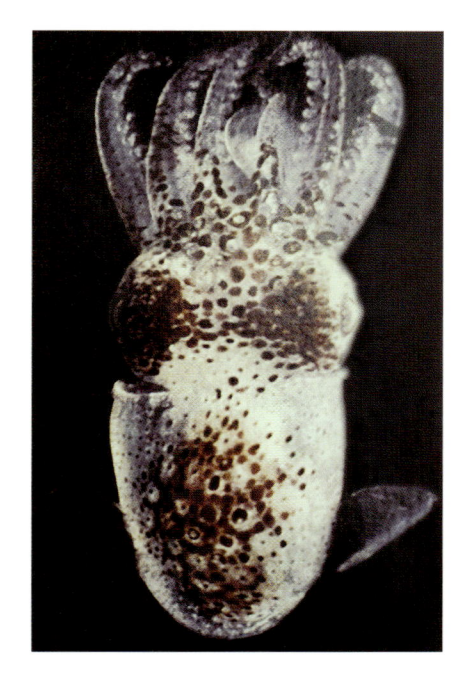

Hier das Beispiel einer Zwergsepia (SEPIOLA):

links sind alle Pigmentflecke verschlossen,

rechts ist der Blick auf die braunen Flecken freigegeben.

DIE SEPIA IN DER MEDIZIN DES ALTERTUMS

Bereits im Altertum galt die Sepia als das HEILMITTEL DER WÄSCHERINNEN: (Wir kennen die rauhen rissigen Waschfrauenhände, die Senkungsbeschwerden in Folge des dauernden gebeugten Stehens). Benutzt wurde damals nicht die Tinte der Sepia sondern Fleisch, Eier und Schulp auch zur Behandlung von Haarausfall, Flechten, Ausfluß und Blasenkatarrh.

[9] EKZEM ZEIGEFINGER

Beschr.: tiefe blutige Risse
Haut gelblich verfärbt, nässend
leichte entzündliche Rötung
feine Lamellen

(Es handelt sich hier um ein Kontaktekzem)

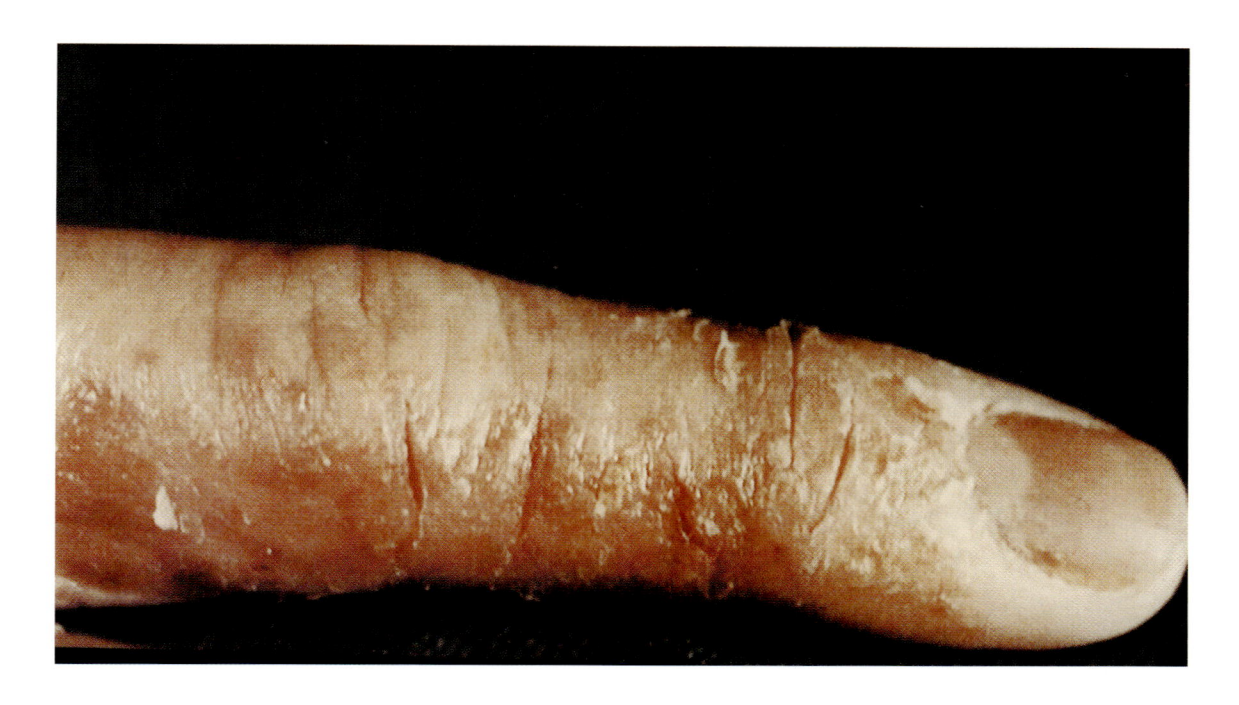

Diese Morphe entspricht der nässenden, mit feinen Lamellen einhergehende Form von

ACIDUM NITRICUM

Kennzeichnend des weiteren die gelbliche Verfärbung und die tiefen blutigen Risse, die aussehen, wie mit dem Rasiermesser hineingeschnitten. (Vergl. auch die trockene Form S. 40/41)

DD: RHUS TOXICODENDRON
hat auch tiefe blutige Risse auf entz. gerötetem Untergrund und enge Beziehung zum Kontaktekzem
(ist allerdings nicht so gelblich und mit Lamellen, sondern eher mit Bläschen)

PETROLEUM	= schmutziger	
GRAPHITES	= mit verdickten gelben Borken, nicht so zarte Lamellen	weniger Beziehung zum Kontakt-Ekzem
MERCUR	= eitriger	
SEPIA	= hyperkeratotischer	
LYKOPODIUM	= bevorzugt die Beugeseite und ist eher trocken	

10 MAUREREKZEM

   Beschr.: sehr tiefe Risse
            extrem hyperkeratotische Haut
            nicht entzündlich gerötet

Beim Maurer-Ekzem handelt es sich um eine Kontakt-Allergie auf Kaliumdichromat, das im Zement enthalten ist.

(Der Schluß liegt nahe, daß daher die Maurer-Ekzeme homöopathisch mit KALIUM BICHROMICUM behandelt werden könnten. Im Arzneimittelbild fand ich noch nichts dazu, es wäre aber einen Versuch wert)

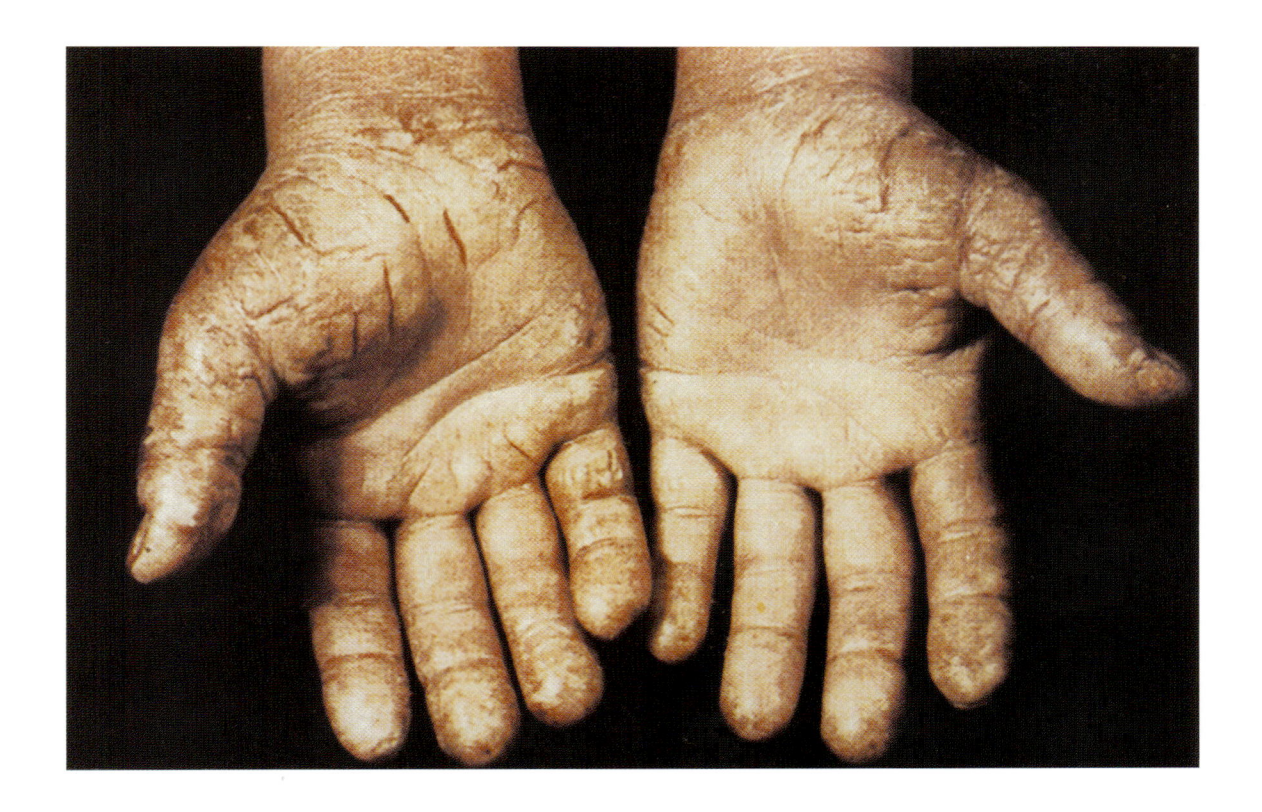

In erster Linie paßt zu dieser extremen Hyperkeratose mit den Rissen

GRAPHITES

DD: ACIDUM NITRICUM

   auch bei Nit-ac können sich im Extremfall so ausgeprägte Hyperkeratosen finden.
   Charakteristisch wäre der stechend splitterartige Schmerz.

   Der Nit-ac-Typus ist eher mager, Graphit eher dick und verstopft (Nit-ac hat eher Durchfälle)

   LYCOPODIUM

   unterscheidet sich wesensmäßig und körperlich auch sehr von Graphit.
   < 16-20 Uhr

|11| MAURER-EKZEM (entzündlich)

    Beschr.: lamelläre Schuppung, weißlich
              stellenweise kleinere Erosionen
              kleine Risse in verdickter Haut
              entzündliche Röte

              (bitte alles einfach glauben, auch wenn man's
               auf dem Bild kaum erkennen kann)

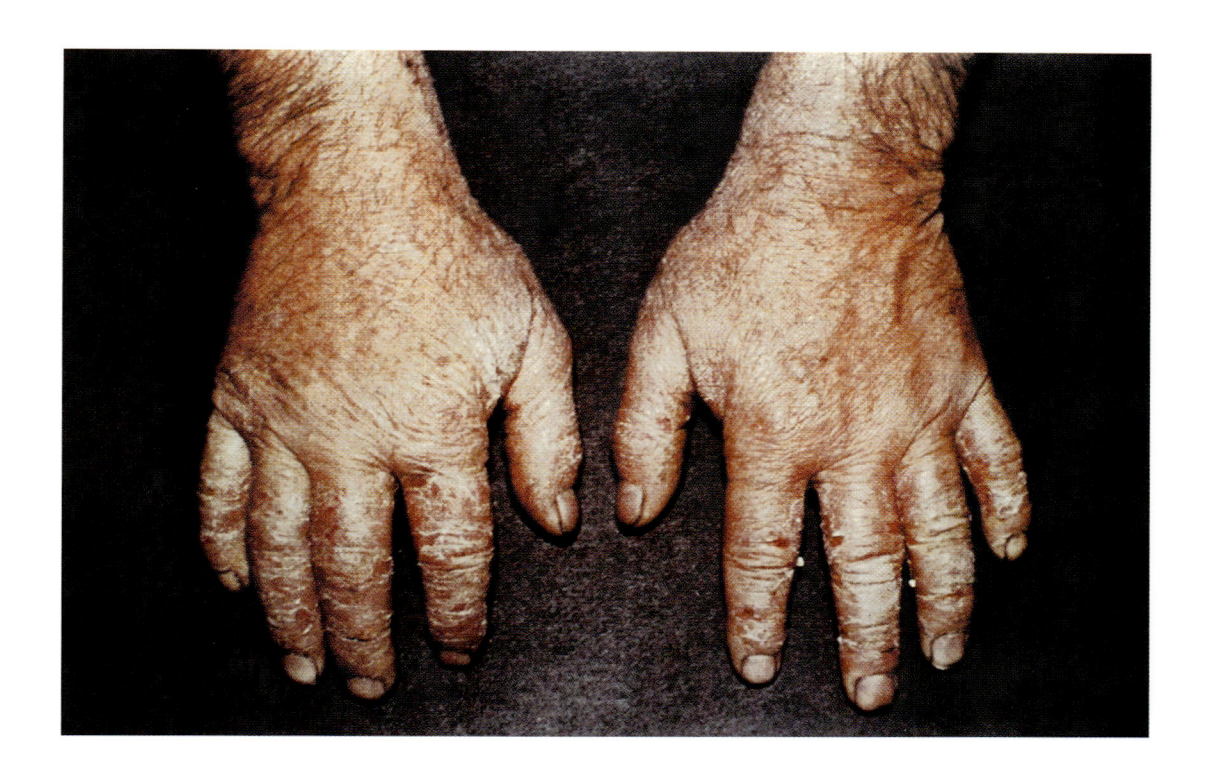

Diese Morphe paßt am ehesten zu

              | CALCIUM CARBONICUM |

Kennzeichnend sind:
    die weißen Lamellen und Schuppen,
    die verdickte Haut mit den Rissen und Erosionen
    das Entzündliche (Calc c. hat sowohl entz. wie auch nicht entz.
                        Formen)
    die Beziehung zum Kalk der Maurer liegt nahe

DD: RHUS TOXICODENDRON
        hat nicht so weißl. Lamellen, käme
        aber trotzdem infrage!   personotrop

      SULFUR   differenzieren!
        hat vorwiegend auch diese entz. Form
        hitzig im Gegensatz zu den verfrorenen
        Calcium-Typen

| 11a | MAURER-EKZEM (borkig)

Beschr.: in großen Stücken zusammenhängende Krusten und Borken, bräunlich.
weißliche Schuppung
mäßig entzündlich gerötet

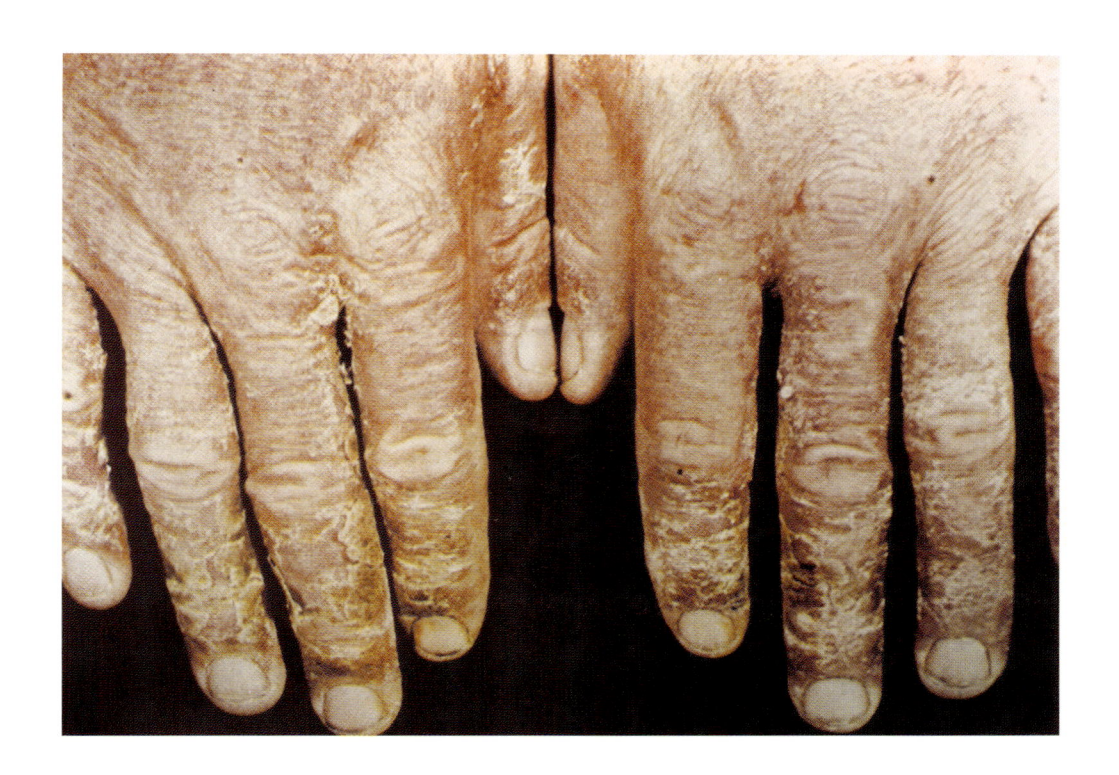

Diese Morphe, bes. die bräunlichen Krusten und weißen Schuppen, ist typisch für

ARSENICUM ALBUM

DD: CALCIUM CARBONICUM
ACIDUM NITRICUM
GRAPHITES

WICHTIG:
Leder wird mit Kaliumdichromat gegerbt. Das bedeutet, daß das Maurer-Ekzem (oder andere Chrom-Kontaktekzeme) duch Ledertaschen, Gürtel usw. unterhalten oder hervorgerufen werden können!!

Milchschorf / Seborrhoisches Ekzem

1794 wurde der Milchschorf von Johann Ernst Wichmann erstmalig näher beschrieben, und zwar als
"ein Schorf, von der Farbe einer über Feuer eingetrockneten Milch"

Daher der Name "Milch"-Schorf, bzw. Crusta lactea.

Der Milchschorf tritt nicht vor dem 2. Trimenon auf. Die Differentialdiagnose zum Seborrhoischen Ekzem, das schon vorher beginnen kann, ist für die homöopathische Behandlung von keiner großen Bedeutung, da sich die Behandlung vorwiegend nach der individuellen Morphe und Konstitution des betroffenen Kindes richtet.

Der Milchschorf leitet in bis zu 70% der Fälle ein endogenes Ekzem ein.

ÜBERSICHT MILCHSCHORF / SEBORRHOISCHES EKZEM

(Einteilung nach Köhler)

ANFANGSMITTEL

VIOLA TRICOLOR — Bevorzugung der Wangen. Reichlich eitrige Absonderung. Evtl dicke Borken, die aufreißen. Lymphknotenschwellung, verfilzte Haare. Eingeritzte Ohrläppchen. Ggf. sehr stinkende Ekzeme. Urin riecht Katzen-artig,; Gesicht heiß und schwitzend nach dem Essen.

CLEMATIS RECTA — pustulös verkrustet, starker Juckreiz, gerötete Haut, krätzeartiges Aussehen.

MEZEREUM — nässende Ekzeme mit Krusten später dicken weißl. oder bräunlichen Borken. Schmierige Beläge, entzündliche Haut.

KONSTITUTIONSMITTEL

BARIUM CARBONICUM	Harte Lymphknotenschwellung; eher trockenes Ekzem häufig entwicklungs-verzögert, langsam, sehr dick, sehr fröstelig, ängstlich.
CALCIUM CARBONICUM	oft stark entzündlicher Schorf.; Lymphknotenschwellung. Schorf dick, kreideartig abschilfernd. feucht kalte Haut mit schlaffem Gewebe, dicklich (oder mager mit schlaffem Bauch), Hinterkopf-Schweiße, saurer Geruch. Verstopft; verl. Eier, Abn. Milch fröstelig, langsam, evtl entwicklungsverzögert. Sehr offener Blick. Oft sehr „brave" Kinder
GRAPHITES	dicke gelbe Borken, evtl mit Rissen. Honigartiges Sekret, klebrig. Befall auch von Augenlidern, Nasenwinkeln, Ohren. Kinder essen sehr viel und sind langsam und verstopft, sowie verfroren.
SULFUR	Haut trocken, spröde, rissig. Die Kinder sehen oft alt und mager aus. Ekzeme trocken oder feucht, oft entzündlich. stark juckend. Haut sieht immer ungepflegt aus. Alle Körperöffnungen gerötet, häufig Lidrandentzündung.

Dies sind die Haupt-Konstitutionsmittel. Alle Mittel, die infrage kommen, aufzuführen, würde zu weit führen. Erwähnt seien jedoch noch:

MEZEREUM	SCHMIERIGE Krusten entzündliche Röte (s. a. unter Anfangsmittel)
VINCA MINOR (= Immergrün)	nur nässende Ekzeme, Haare verfilzt, übelriechende Absonderungen. Evtl. kreisrunder Haarausfall.
LYCOPODIUM	greisenhaftes Aussehen, kümmerlich mager, rechter Fuß kalt, linker warm; harte trockene Stühle. Blähungen bes. 16 - 20 Uhr. unleidlich gierig nach der Flasche, aber müde nach wenigen Schlucken.
HEPAR SULFURIS	eitrige Beläge,, Brustschweiße besonders nachts. Kind riecht wie alter Käse oder sauer. Reizbar, heftig
ARSENICUM ALBUM	Dicke Borken auf feuerrotem Grund; Rupia. Ängstlich, zartgliedrig, sehr unruhig, fröstelig. < Winter, > Sommer

|12| MILCHSCHORF (an den Wangen)

Beschr:
dünner gelblicher Schorf, vorwiegend an den Wangen

Die lymphatische Diathese zeigt sich an der "skrofulösen" Oberlippe und dem weißlichen Rand um die Lippen (das Kind sieht immer aus, als hätte es gerade Milch getrunken)

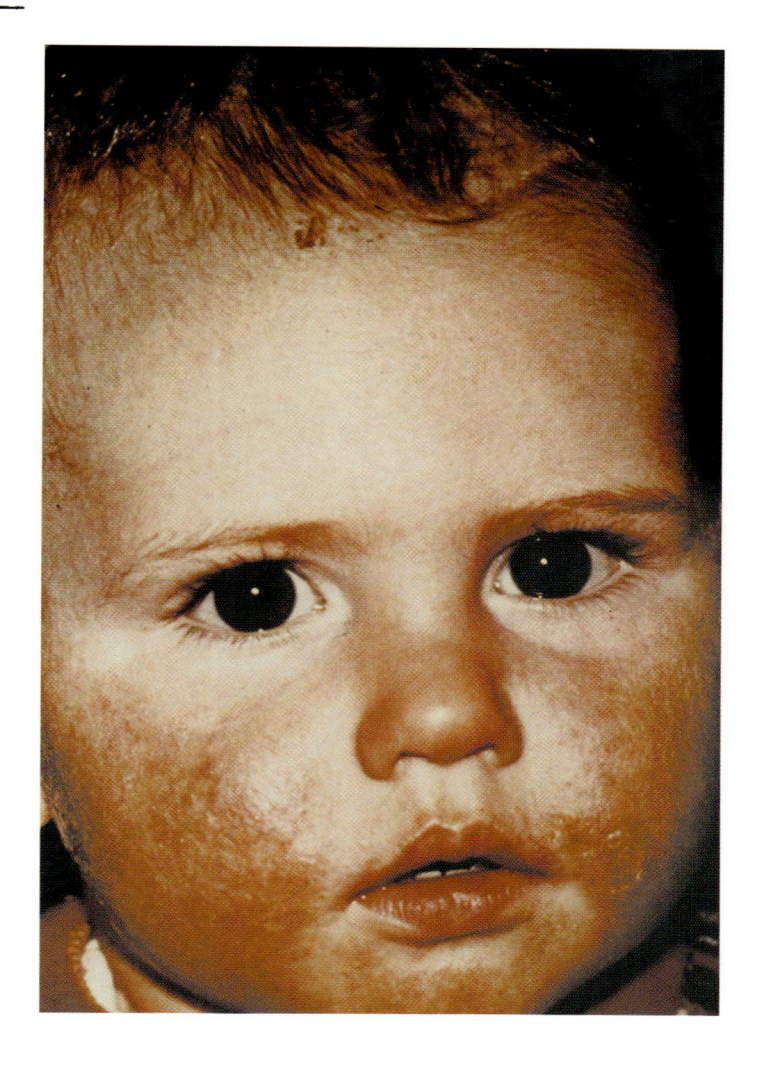

Die Lokalisation an den Wangen spricht in erster Linie für

VIOLA TRICOLOR

Als Anfangsmittel empfiehlt sich Viola tricolor (Charakterisierung siehe Übersicht S. 56/57)

Als Konstitutionsmittel käme später besonders infrage:

CALCIUM CARBONICUM

Der Augenausdruck (Augen, durch die man bis ins Herz gucken kann) und das volle Gesicht unterscheiden es von SULFUR.

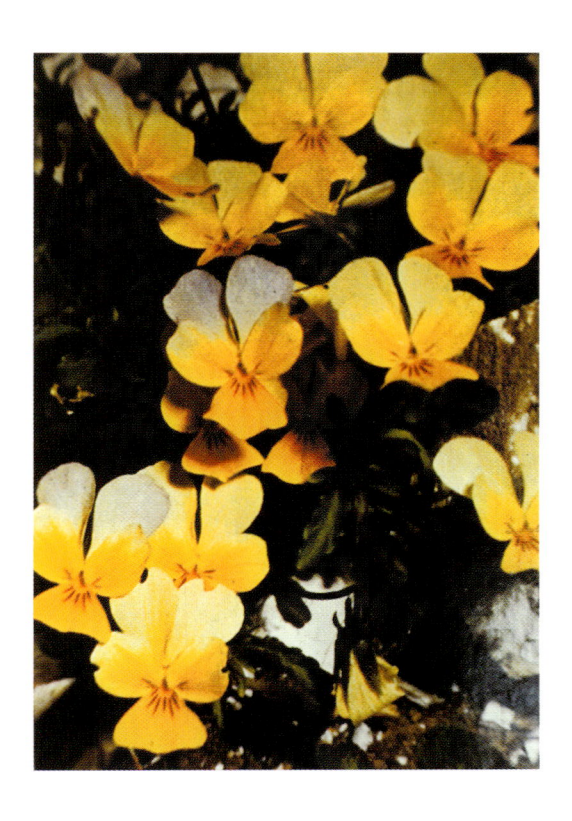

VIOLA TRICOLOR

(= Ackerstiefmütterchen)

Der Name rührt daher, daß die drei gleichfarbigen Blüten-Blätter die Stiefmutter mit ihren eigenen Töchtern darstellen soll, die zwei andersfarbigen Blütenblätter jedoch die Stiefkinder,

Werden Kinder, bei denen Viola tricolor paßt, vielleicht manchmal "stiefmütterlich" behandelt?

13 MILCHSCHORF

Beschr.:

dicker gelber Schorf
nässend
Befall von Stirn, Augenwinkel, Nasenwinkel, Ohren, Augenlider

auffallend:
Riß im Unterlid

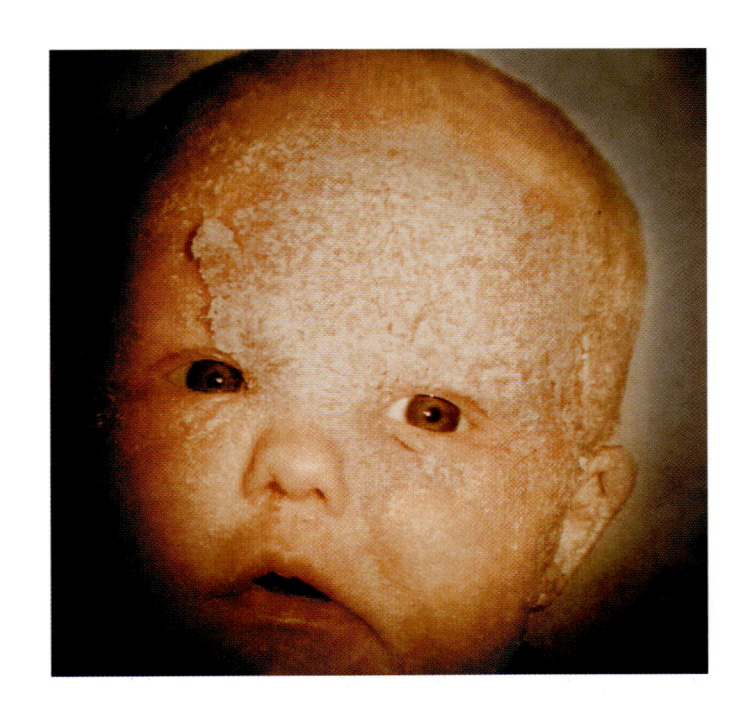

Diese Morphe ist ausgesprochen typisch für

GRAPHITES

Kennzeichnend: dicker gelber Schorf mit Rissen und Lokalisation!

14 MILCHSCHORF

Beschr.:

dicker Schorf auf dem behaarten Kopf

an der Stirn kleine rote verstreute Erosionen, die an Krätze erinnern

(s. echte Krätze im Bild unten)

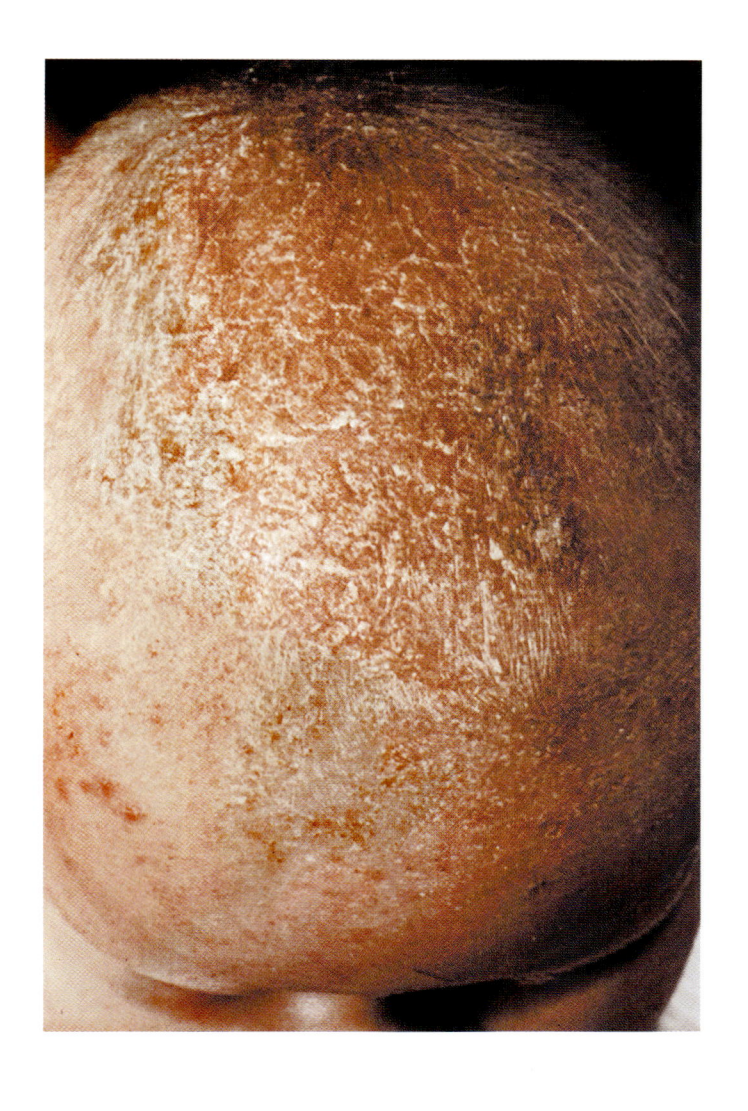

Das an die Krätze erinnernde Aussehen und der starke Juckreiz, durch den die Erosionen entstehen, weist besonders auf:

CLEMATIS RECTA

Dabei gehen den Krusten meist Bläschen und Pusteln voraus (s. S. 20/21)

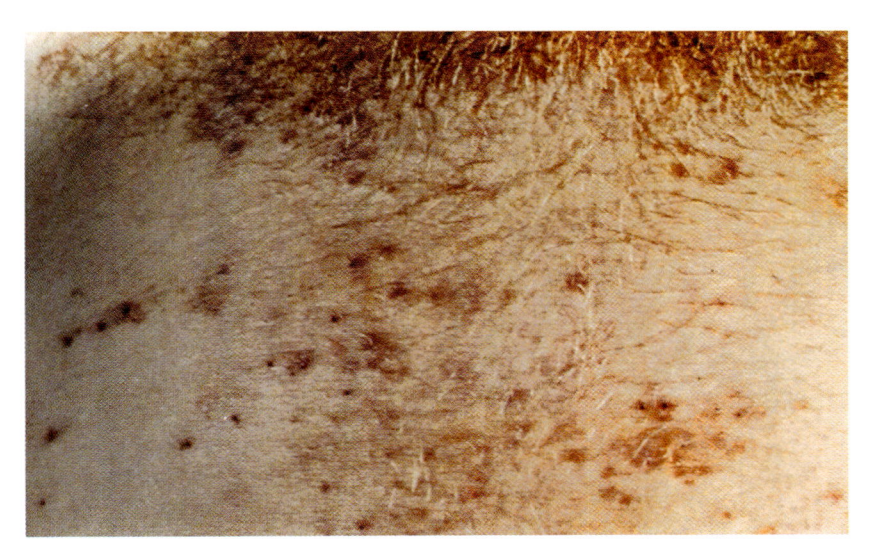

POSTSCABIÖSES EKZEM
bei ECHTER KRÄTZE

typische Morphe:
viele kleine disseminierte Erosionen

Solch eine Morphe findet sich bei:

PSORINUM

SULFUR

CLEMATIS RECTA

14a) ENDOGENES EKZEM SÄUGLING (hochrot)

Beschr.: hochrote Haut
feine lamelläre Schuppung
anscheinend sehr juckend

In erster Linie
läßt dieses Bild
denken an:

CALCIUM CARBONICUM

(vergl. Seite 57)

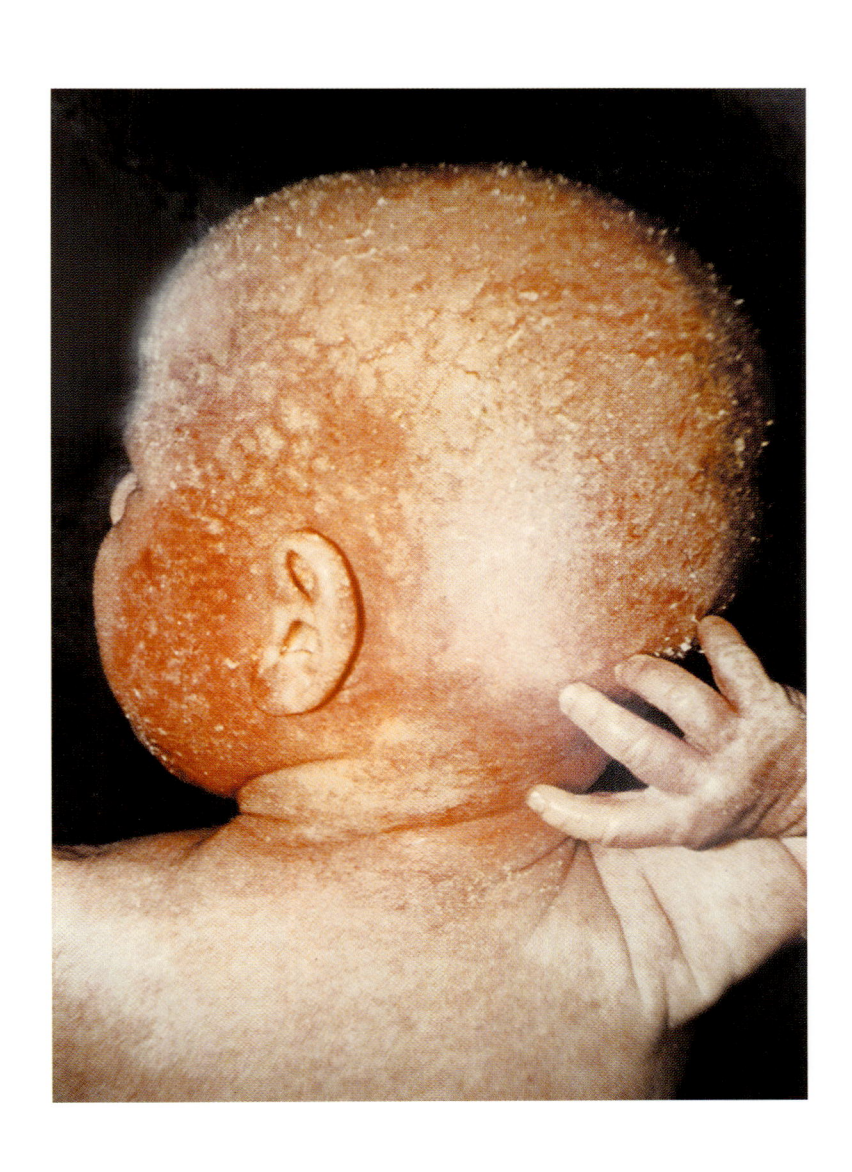

DD:

Ist der Säugling älter, passen noch gut: (siehe auch Übersicht S. 57)

ARSENICUM ALBUM	sehr ängstlich, verfroren, unruhig, dünn
SULFUR	warmblütig, sehr wach, trocken spröde Haut
TUBERCULINUM	bes. bei BCG geimpften Säuglingen dran denken
ALUMINA	Ekzem in Verbindung mit extremer Verstopfung, kratzt sich blutig, Unruhe, dauernd in Bewegung

14 b WANGEN-EKZEM

Beschr.: multiple Erosionen
weiße Färbung der Haut, evtl weißliche Schuppung
deutl. Lichenifikation

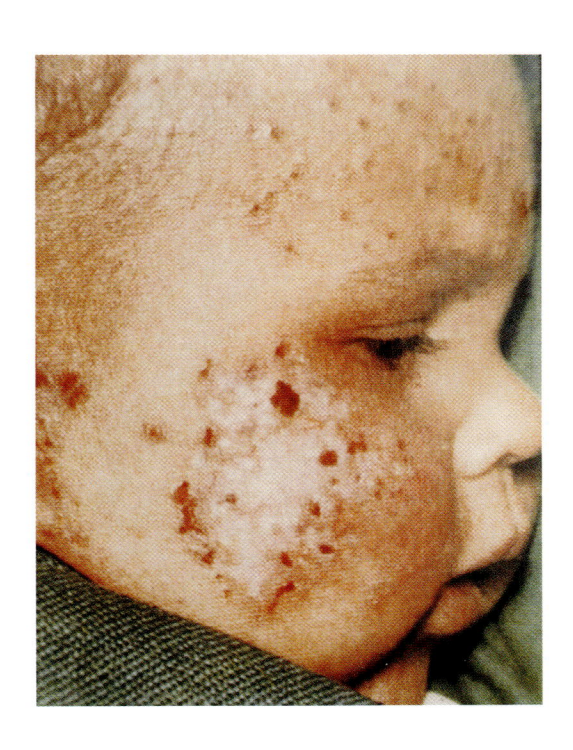

Die Morphe, sowie auch der Gesamtaspekt des Kindes, sind typisch für

CALCIUM CARBONICUM

DD: ARSENICUM ALBUM hat genauso die weißliche Färbung und
deutliche Lichenifikation.
Die Kinder haben jedoch eher schmalere
Gesichter und nicht so volle Wangen.

TUBERCULINUM

HAUT: Ekzeme aller Art (trocken oder feucht), chron. Lidrandekzem

Trockene Ekzeme mit starkem Jucken aund kleieartiger Schuppung

Nässsende Ekzeme hinter den Ohren, an behaarter Haut, in
    Hautfalten
    von lebhafter Rötung und sehr schmerzhaft
    (so schmerzempfindlich, daß man kaum reiben
    oder kratzen kann)

Juckreiz: < nachts
            beim Auskleiden (Nat-m, Ars, Hep, Sulf)
            nach Baden
            Hitze
            Daran Denken
          > Kaltes Wasser (Graphit)

Akne: in dem Gesichtsbereich, wo sonst der Bart wächst

GEIST/GEMÜT

"Kinder, die immer nein sagen" (Stübler)
Abneigung gegen die Schule
Verlangen nach ständiger Veränderung
geistig frühreif
Furcht vor Hunden, Pferden und Kühen

Schlägt mit dem Kopf gegen Wand und Dinge (Apis, Ars, BELL, Con, hyos,
                                            mag-c, MILL, Rhus-t)
Nägelbeißen

Verlangen, Sachen zu zerbrechen, zerschlagen
Eigensinnig, reizbar
ruhelos, dauernd in Bewegung

Schlaf: Kopfrollen, schlaflos nach 3 Uhr, Schlaflos vor Hunger
        Bettnässen. Erwachen mit Angst

ALLGEMEINES UND VERSCHIEDENES:

Himbeerzunge
rezidiv. Tonsillitiden und Otitiden, Harnwegsinfekte, Bronchitiden

Vergrößerte Adenoide (="Polypen")→Kinder sind vorwiegend Mundatmer
    schnarchen, hören schlecht infolge des chronischen Tuben-
    katarrhs (unbedingt konsequent behandeln, da gutes Hören
    wichtig für die sprachliche, geistige und Soziale Entwick-
    lung ist! Gehör immer wieder überprüfen!)

Heuschnupfen und andere Allergien (bes. bei BCG-geimpften bedenken)

Kopfschmerzen : nach den Schularbeiten, nach jeder Anstrengung

VERLANGEN: Speck, Fette Speisen (appetitlos oder mager trotz viel Essens)

MODALITÄTEN   < Morgens   > Im Freien, Schnellgehen
                  kalt-feuchtes Wetter   Reiten, Fahren im Wind

15 SEBORROISCHES EKZEM SÄUGLING

Beschr.

sehr dicker weiß-gelblicher Schorf

entzündlich gerötete Umgebung

Befall auch von Nasenwinkel und Oberlider

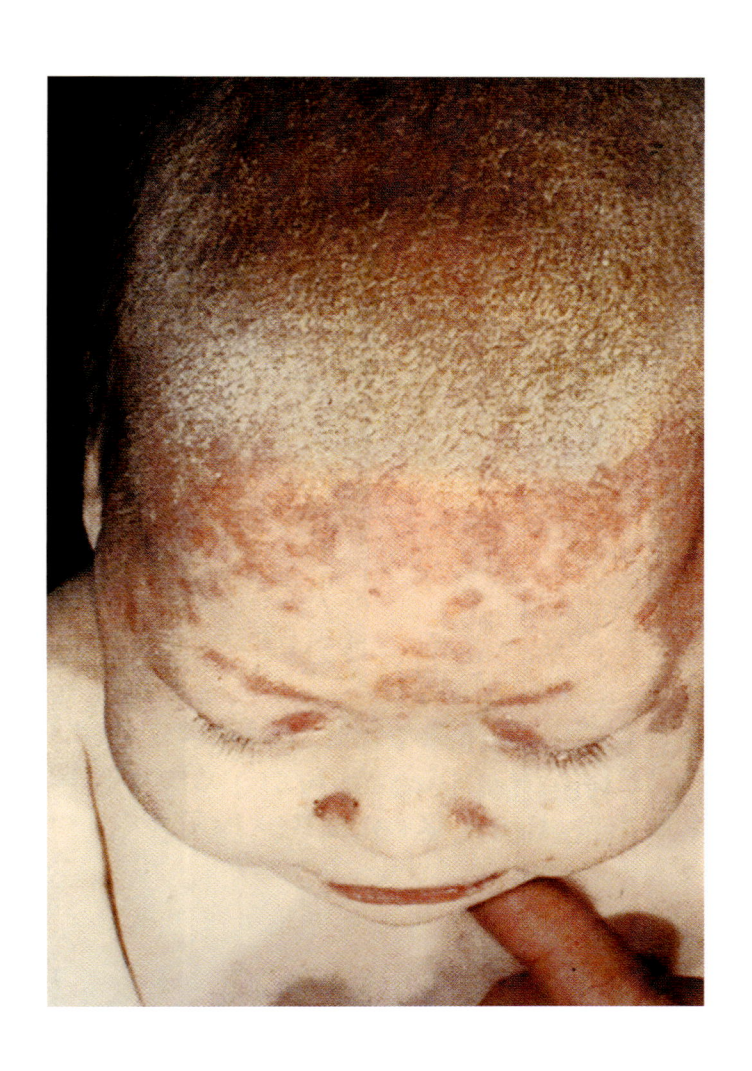

Die Morphe paßt vorwiegend zu

GRAPHITES

GRAPHITES

Kennzeichnend:
besonders der Befall von Augenlidern
der dicke Schorf, die entz. Umgebung

DD: **CALCIUM CARBONICUM**
DER DICKE SCHORF und die Entz. Umgebung
sprechen ebensogut für Calc.carb.
Dieses Mittel hat jedoch nicht so sehr den Befall
von Augenlidern und Nasenwinkel.

ARSENICUM ALBUM
"dicke Schuppen auf feuerrotem Grund" (Imhäuser)

| 15a | SEBORRHOISCHES EKZEM   Säugling

Beschr.: Rundherde, zum Teil konfluierend, Erythematöse, mit gelblich glänzenden Schuppen bedeckt.

Die gelblich <u>fetten</u> Schuppen, die auf dem Boden einer SEBORRHOE ent<u>stehen</u>, haben, viel Beziehung zur Sykosis. So paßt dies beispielsweise zu:

| THUJA |

oder

| MEDORRHINUM |

(siehe auch Seite 111)

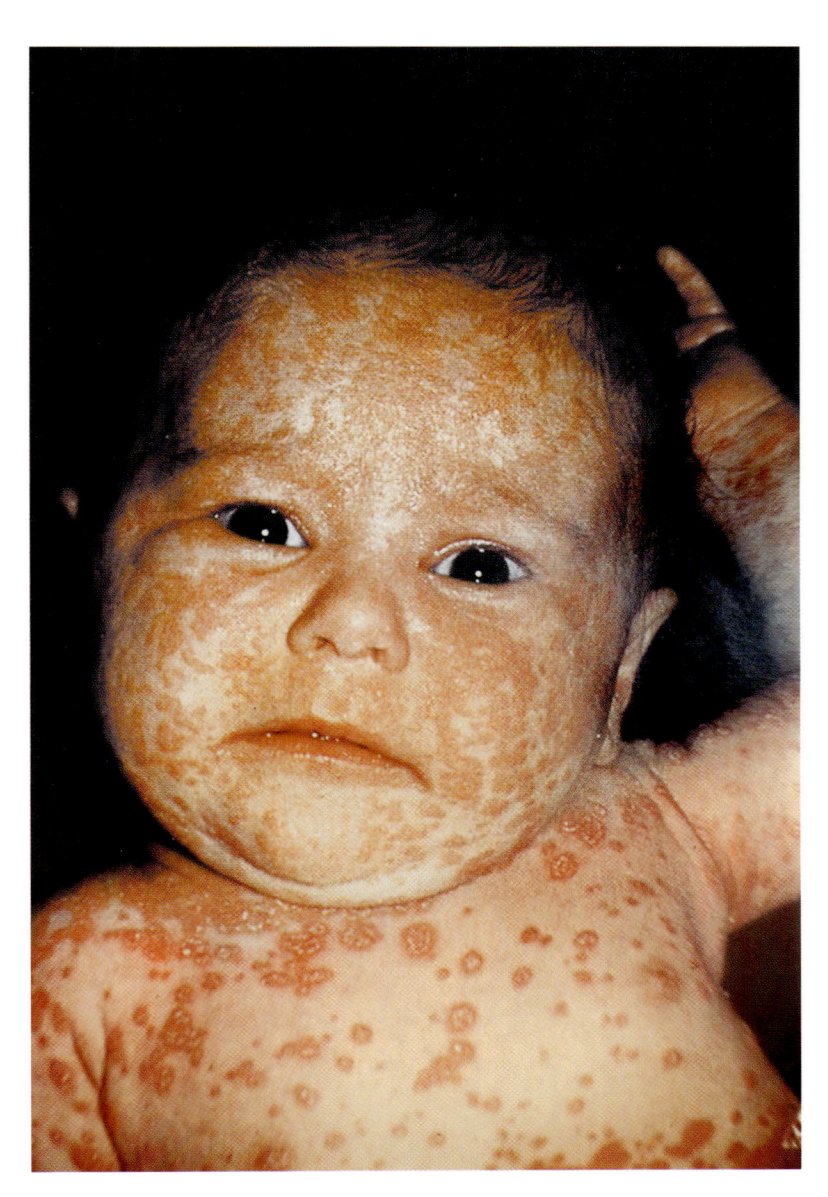

<u>DD:</u> PSORINUM   hat auch eine ausgeprägte Seborrhoe u. viel Juckreiz.
     GRAPHITES
     TELLUR   dazu passen besonders die <u>kreisrunden</u> Effloreszenzen.
                 widerlicher Körper- und Mundgeruch nach Knoblauch
                 oder Fischlake.

|16| SEBORRHOISCHES EKZEM   ÄLTERES KIND

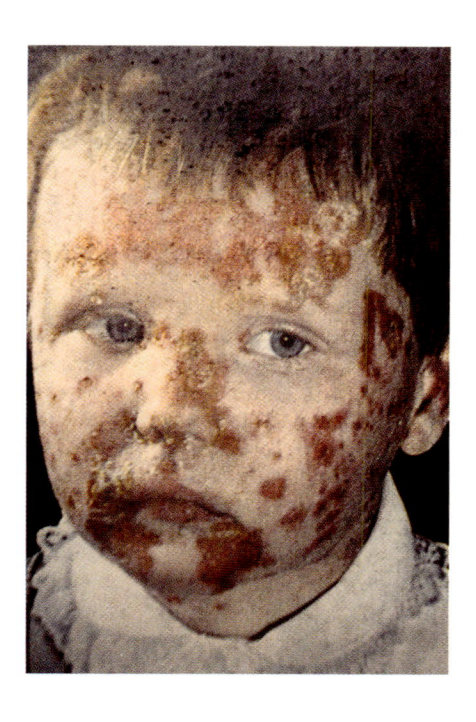

Beschr:

    nässendes Ekzem, dicke Borken,
teilweise schmierige Krusten,

    deutlich entzündliche Röte

    Befall von Nase und Mundwinkel
Stirn, Wangen, Kinn, Ohren

Dieses Bild paßt vorwiegend zu

|GRAPHITES|

und

|MEZEREUM|

    (welches besonders auch so
schmierige Krusten hat)

|17| MILCHSCHORF

Beschr.:

    Rötung, feinlamelläre Schuppung,

    Erosionen, von eitrigen Krusten bedeckt

    Befall von Stirn, behaartem Kopf, Wangen, Brust

Als Anfangsmittel käme hier auch besonders

|VIOLA TRICOLOR|

in Betracht.

Später als Konstitutionsmittel

|SULFUR| oder |CALC.CARB.|

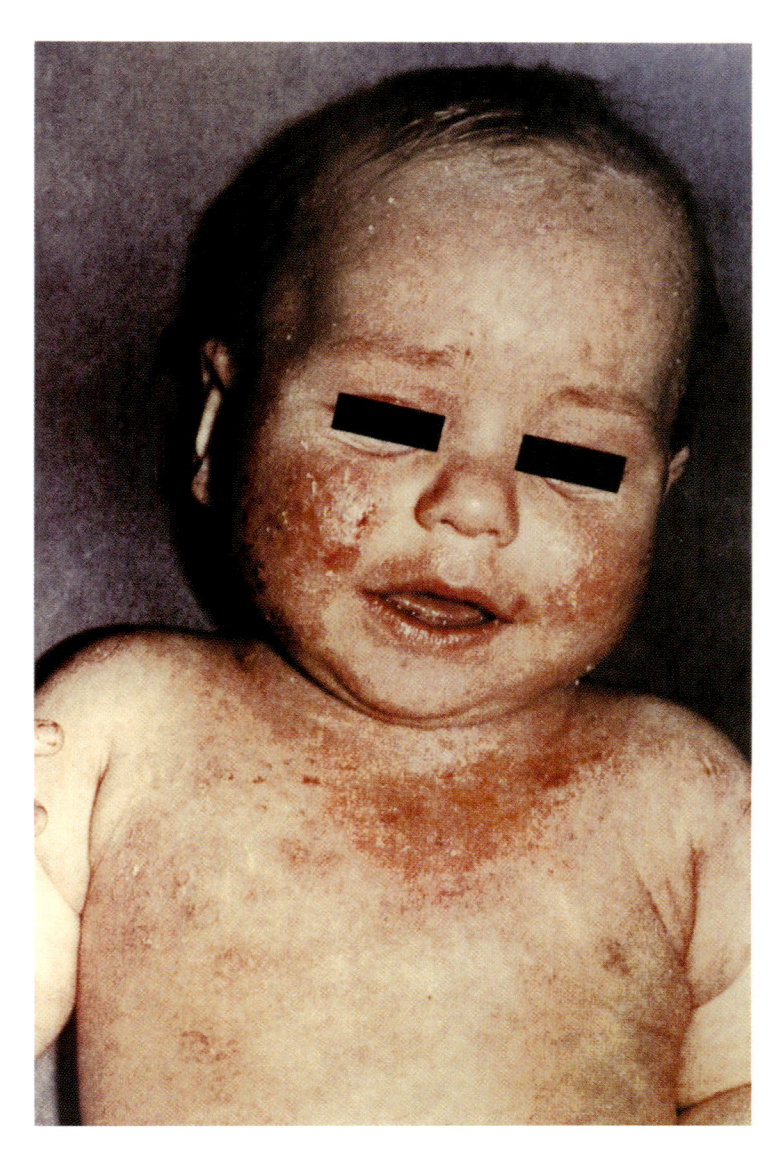

Diverse Ekzem-Morphen

[18] LICHENIFIZIERTES ENDOGENES EKZEM (Fessel)

Beschr: verhärtete Haut
zahlreiche Krusten
feine weißliche Schuppen
Aufhebung der normalen
Hautfelderung (=Licheni-
fikation)
trockenes Ekzem

Diese Form weist besonders auf:

ARSENICUM ALBUM

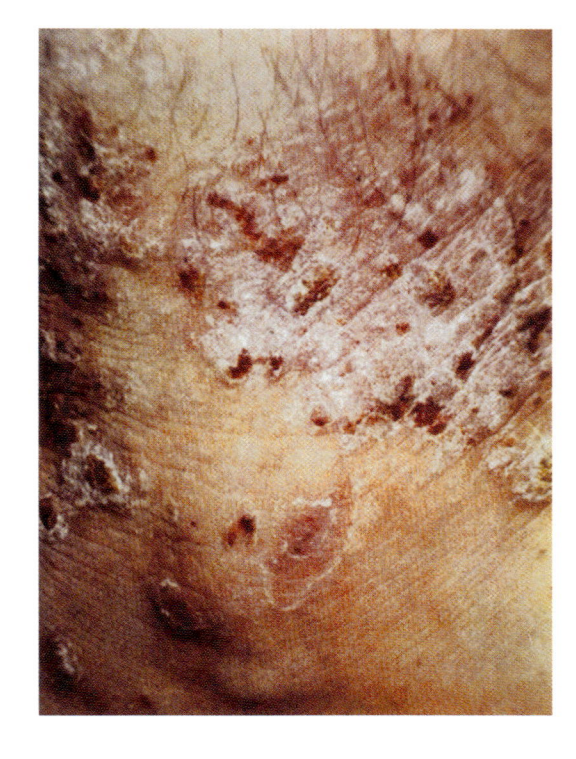

typisch für
ARSENICUM ALBUM:

Kleine, feine, weiße Schuppen, die kleieartig abschilfern.
(auch möglich: seltener) größere Lamellen)

bräunliche bis schwärzliche Krusten
evtl. sogar Rupia (= dicke, übereinander gelagerte
austernschalenartige Borken)

Haut verhärtet oder pergamentartig, die durch Kratzen
leicht blutet.
Haut trocken und rauh.

Empfindung: Brennen und Jucken

Mod: Brennen und Jucken <u>besser</u> durch örtliche <u>heiße</u>
Anwendung (Z.B heißes Wasser drüber laufen lassen)
(Vergl. Rhus venenata : Jucken < Heißes Wasser)

Brennen u. Jucken < nachts
nächtliche Unruhe, manchmal auch Angst

DD:

CALCIUM CARBONICUM
Kleine, weißliche derbe Schuppen, auch kleieartig
schlaffe pastöse kalte Haut. Trägere Kinder.
Jucken und Brennen > kalte Luft

ALUMINA   s. folg. Seite

ALUMINA (Forts.)

= Aluminium-Oxid, = gebrannte Tonerde

Alles trocken: trockene Haut, trockene Schleimhäute, trockene Haare u. Stuhl; Gefühl von getrocknetem Eiweiß auf der Wange.
alles schlimmer durch trockenes Wetter

EKZEM mit rissiger trockener Haut, die durch Kratzen leicht blutet und schmerzhaft und borkig wird

Verschlimmerungszeit: Winter

Unerträgliches Jucken < Wärme, Bettwärme, trock. Wetter

Oft magere erschöpfte Menschen; Motorische Unruhe, Füße ständig in Bewegung
manchmal fehlende Schweiße

OBSTIPATION extrem (zB. schon bei Säuglingen!!) Auch weicher Stuhl wird nur schwer entleert, zT. mit Schmerzen.

---

19 EKZEM HINTER DEN OHREN

Beschr.: gelbe Krusten
klebriges Sekret

sowohl die Lokalisation als auch die Morphe passen gut zu

GRAPHITES

DD: besonders CALC. CARB
PETROLEUM
PSORINUM
LYKOPODIUM
OLEANDER
ANTIMONIUM CRUD.

(Vergl. Kent III, S. 89)

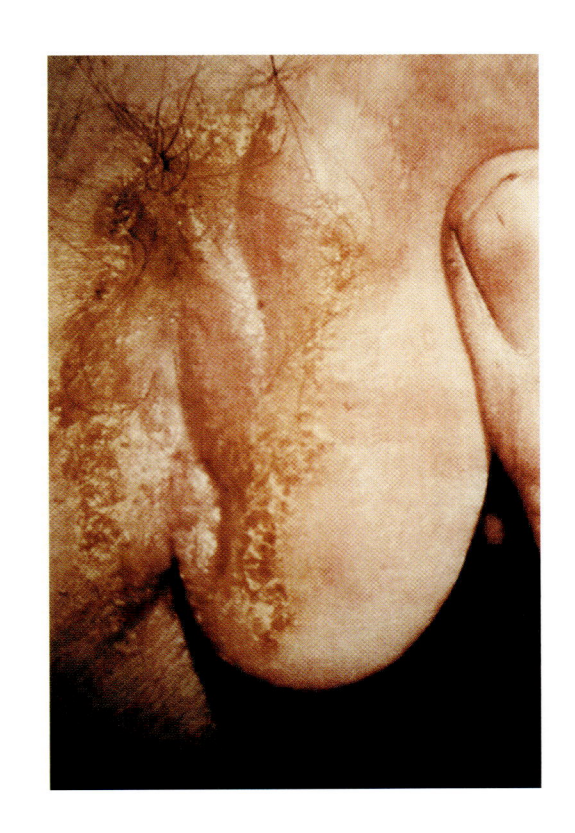

OLEANDER   Ausschlag < nach jeder Art saurer Nahrung (zB auch Äpfel, die sauer sind)

< Tomaten

< nach Entkleiden

Die Ekzeme befinden sich bevorzugt am behaarten Kopf (nässende Ekzeme am Hinterkopf), im Nacken, hinter den Ohren Sie sind nässend, evtl stinkend

20 | OHRMUSCHEL-EKZEM

(Kontaktekzem)

Beschr: kleine weißliche Schuppen

zwei kleine Erosionen

Die Morphe und die Ätiologie passen gut zu

| RHUS TOXICODENDRON |

DD: die kleinen weißen Schuppen lassen auch denken an

CALCIUM CARBONICUM

ARSENICUM ALBUM

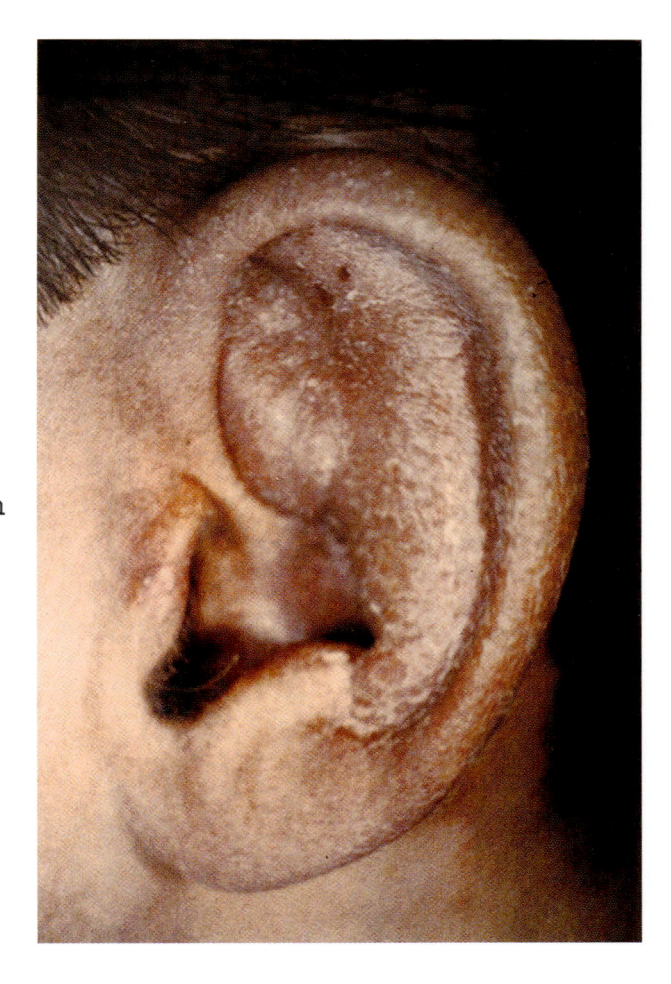

21 | OHRMUSCHEL-EKZEM IMPETIGINISIERT

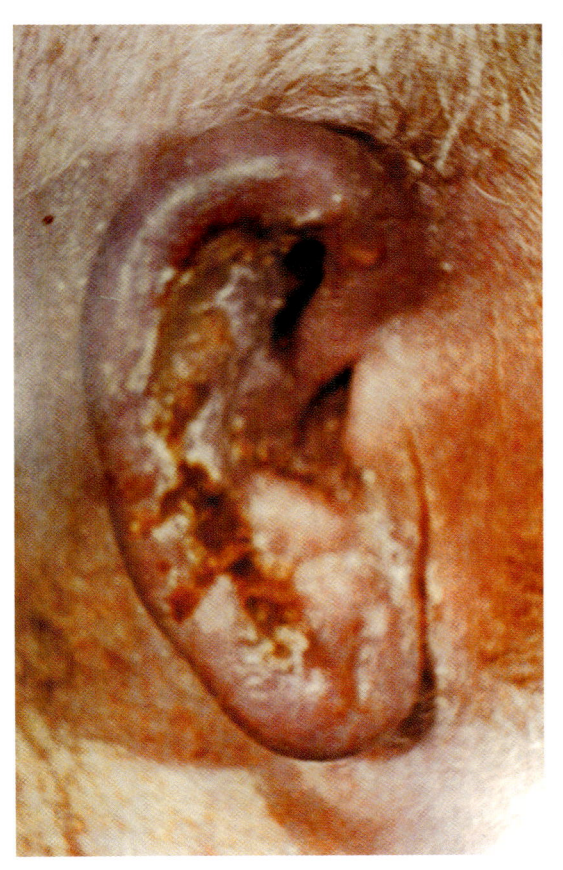

Beschr.: nässender Ausschlag
gelbes schmieriges Sekret
hochrot entzündet

Dieses eitrig entzündliche Stadium weist hin auf:

SARSAPARILLA (=Stechwinde)
hat Beziehung zu jeder Art Hautausschläge, bes. am Kopf, oft sehr eitrig.

extremes Jucken

soll häufig bei abgemagerten Kindern indiziert sein.

DD: MEZEREUM

Schmierig eitrige Beläge entzündlich geröteteter Untergrund

GRAPHITES

MERCUR. SOL.

[22] IMPETIGINISIERTES ENDOGENES EKZEM

Beschr.:

noch vereinzelte kleine Bläschen,

Krusten, teilweise schmierig, Erosionen

Verhärtete, vergröb. Haut

entzündliche Röte u. leichte Schwellung

(Definition von "Impetiginisiert":

Das Kratzen erzeugt Erosionen, die Eintrittspforten für Bakterien bilden. Diese Bakterien, meist Staphylokokken oder Streptokokken rufen als Primäreffloreszenz Bläschen hervor. Diese platzen bald, werden eitrig und krustig.)

Auch hierbei ist für die Therapie das jeweilige Stadium zu beachten.
(siehe auch Köhler II, S. 45)

Die Lokalisation und die Morphe weisen beispielsweise auf:

ANTIMONIUM CRUDUM

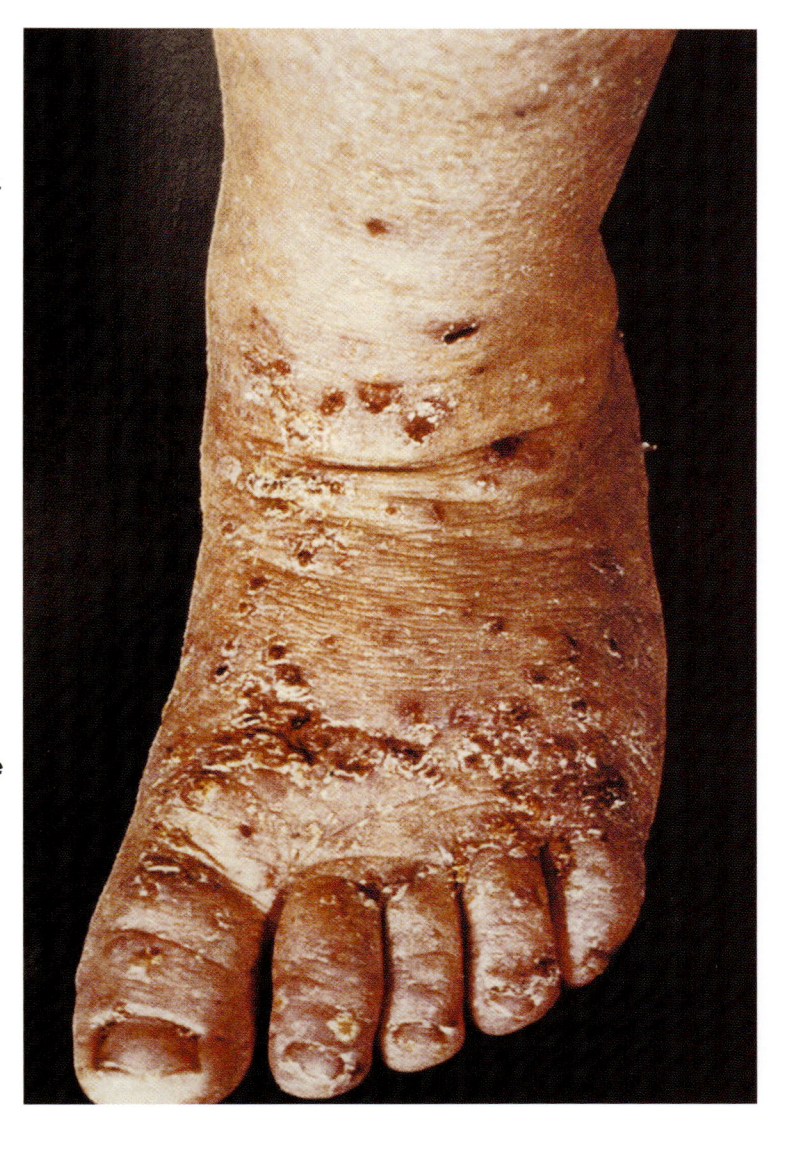

ANTIMONIUM CRUDUM

Grauspießglanz, Antimon-Schwefel-Verbindung

Harte hornige Ausschläge, Bläschen und Pusteln, gelbes oder seltener blutiges Sekret. Lichenifikation! starker Juckreiz < Wärme, Brenngefühl Wundheitsgefühl nach Kratzen; evtl tiefe Risse!
Leber-
Hautausschläge in Verbindung mit Magen-Darm-Störungen (typisch die dick weiß belegte Zunge, Verl. nach Saurem)

"Mürrischer Vielfraß", reizbar, ärgerlich, unfreundlich

Lokalisation: Füße, Gesicht ("Antimonium crudum - um die Schnut rum"), um Augen, Nasenlöcher, Ohren.

DD:
MEZEREUM

schmerzhafte kleine Ulcerationen, dicke Borken, evtl. schmierig, unter denen eitriges Sekret hervorsickert.

< nachts, Nässe

SULFUR

Brennen und Jucken < nachts in der Bettwärme, n. Waschen

HEPAR SULFURIS

stechende Schmerzen. Krustige Eiterung.
Patient frostig und sehr zugempfindlich. Reizbar, heftig

| 22a | IMPETIGINISIERTES ENDOGENES EKZEM (Wange)

Beschr.: entzündliche Röte
schmierig eitrige Krusten
multiple Erosionen
Betonung der seitlichen Gesichtsanteile

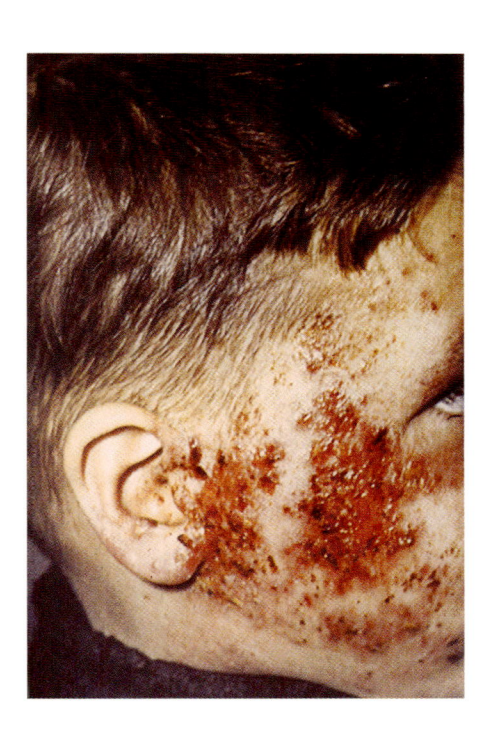

Um die aufflammende Entzündung und Eiterung erst einmal zu beherrschen, könnte man geben als

ANFANGSMITTEL: | HEPAR SULFURIS |

anschließend passen:

| MEZEREUM | oder | VIOLA TRICOLOR |

(Betonung der Wangen)

|23| ENDOGENES EKZEM Kniekehle

>   Beschr.:   multiple kleine Erosionen , teilweise verkrustet
>   Lichenifikation
>   zum Teil entzündlich geröteter Untergrund
>
>   Die vielen verstreuten kleinen Erosionen erinnern an
>   das Bild der Krätze.

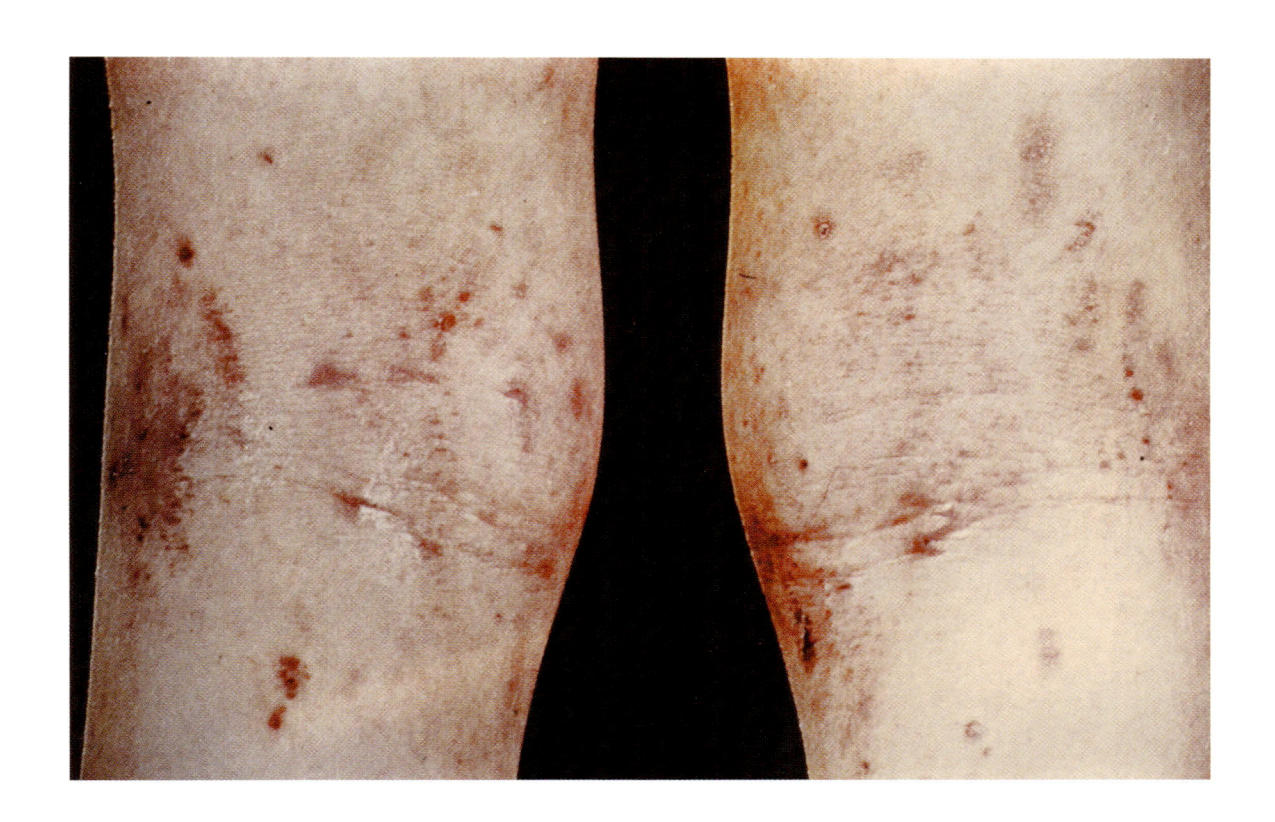

Hier kommen sehr viele Mittel in Frage, die sehr nach Konstitution ausgewählt werden müssen. (Übrigens auch an eine richtige Krätze denken!!!)

Das krätzeartige Aussehen lässt vorwiegend denken an:

|PSORINUM| und |SULFUR|

Psorinum   Sehr verfrorene Menschen mit stinkenden Schweißen.
            Immer hungrig, besonders auch nachts. Blass, zart, mager.

            Hautausschläge mit kleinen Pusteln, die an ekzematisierte
            Skabies erinnern. Oft fettig-schmutzige Haut.

            Schreckliches Jucken, das "verrückt macht". <Abends, im Freien
            Muß kratzen bis es blutet.   >Wärme, Ruhe
            Kein Selbstbewußtsein, hoffnungslos, ängstlich, verzagt.

SULFUR   Hitziges Wesen (vom Wärmehaushalt her wie vom Temperament.)
            Trockene, rauhe, schmutzige Haut. Krätzeartiges Aussehen.
            Lebhaft, draufgängerisch, untersucht alles, sehr eigenwillig.

            Juckreiz und Brennen < nachts in der Bettwärme, nach Waschen
                                   beim Auskleiden
                                   verträgt keine Wärme

|24| ENDOGENES EKZEM (LICHENIFIZERTER) Kniekehle

Beschr:

trockenes Ekzem,
ausgedehnte Erosionen,
dick verkrustet

fortgeschrittenere
Lichenifikation

weißliche Schuppen

teilweise leichte,
entzündliche Röte.

Diese Morphe erinnert
beispielsweise an

|ARSENICUM ALBUM|

typisch für Arsen:

weiße Schuppen, fein
und kleieartig

deutliche Lichenifikation
dicke Krusten

Jucken und Brennen
> warme Anwendung!

ängstliche, sehr or-
dentliche Kinder,
ruhelos

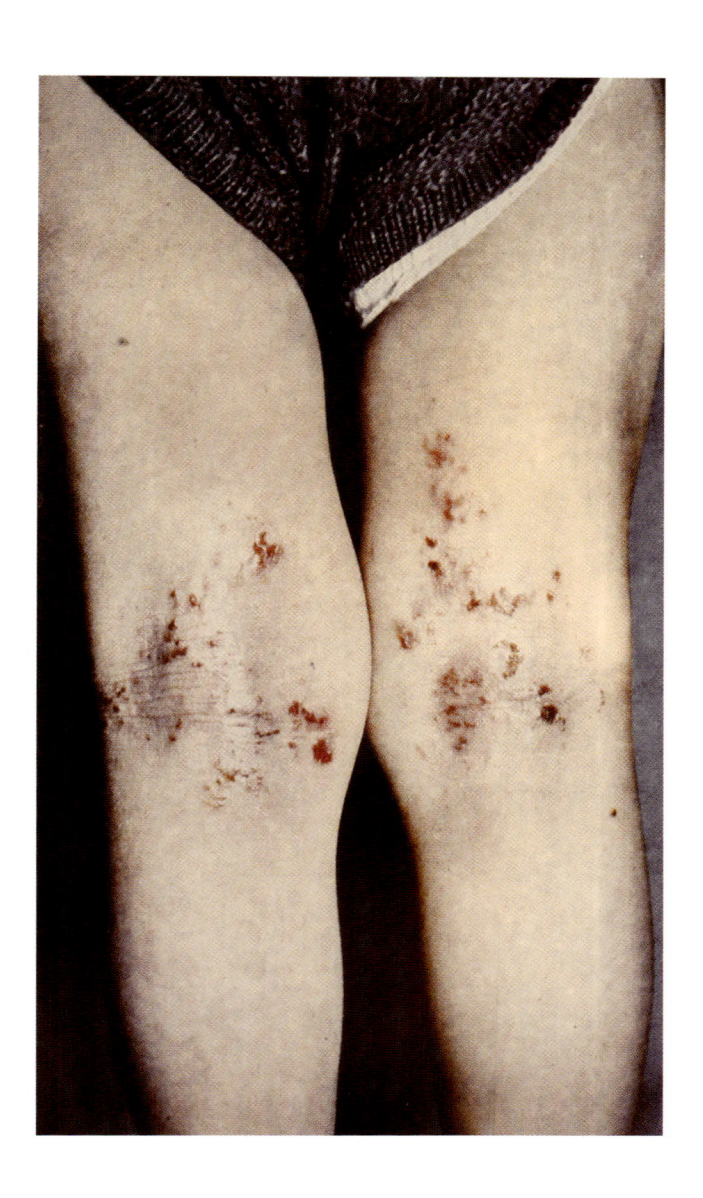

DD: SULFUR

SEPIA

PULSATILLA

(um nur die wichtigsten zu erwähnen)

| 25 | ENDOGENES EKZEM (FEUCHT)   Kniekehle

Beschr.: nässendes Ekzem
ausgedehnte gelbliche Krusten auf großflächigen Erosionen
entzündliche Röte

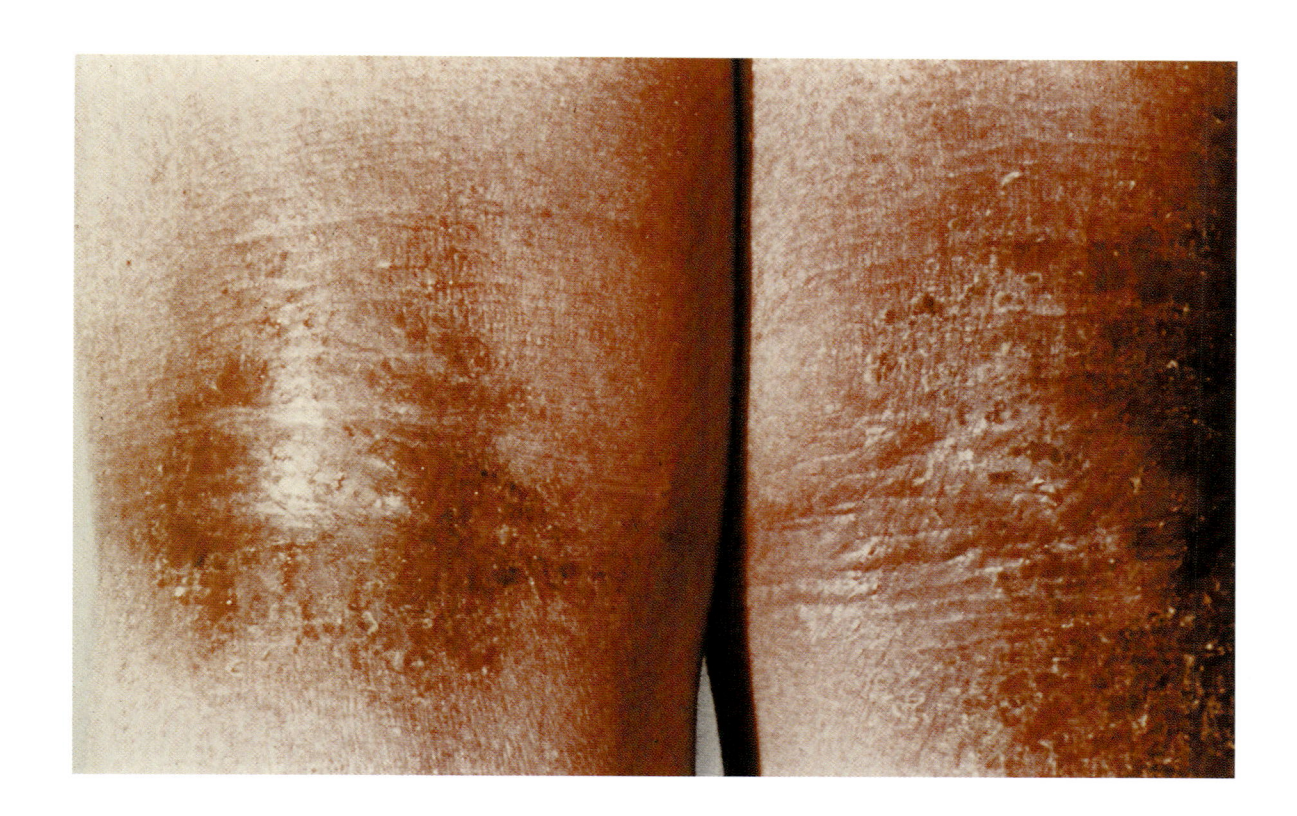

Diese Morphe läßt vorwiegend denken an:

| GRAPHITES | | SEPIA | | PULSATILLA |

GRAPHITES   verfrorene, verstopfte Kinder mit überm. Appetit, dick.
träge, manchmal auch dreist

Ekzeme mit dicken gelben Krusten und honigartig
klebrigem Sekret.

SEPIA   verschlossene, sehr sensible Kinder mit extremem
Gerechtigkeitssinn. Ausschläge < Menses(Vor/während), Wint.
> Wärme
Hautausschläge vorwiegend an den Beugeseiten.
Bräunliche Haut, bräunliche Verfärbung der Läsionen.
Sowohl trockene Hautausschläge als auch feuchte.

PULSATILLA   Sehr offene Kinder, die sich immer viel Zuwendung
und Trost holen.
Alles ändert sich dauernd. Verträgt keine Wärme.

Milde Sekrete, Unverträglichkeit von Fett

Verschiedenste Hauterscheinungen!

25a ENDOGENES EKZEM (Hände und Füße)

Beschr.: multiple Erosionen
ausgeprägte Lichenifikation
mäßig entzündlich gerötet
weißliche Schuppung

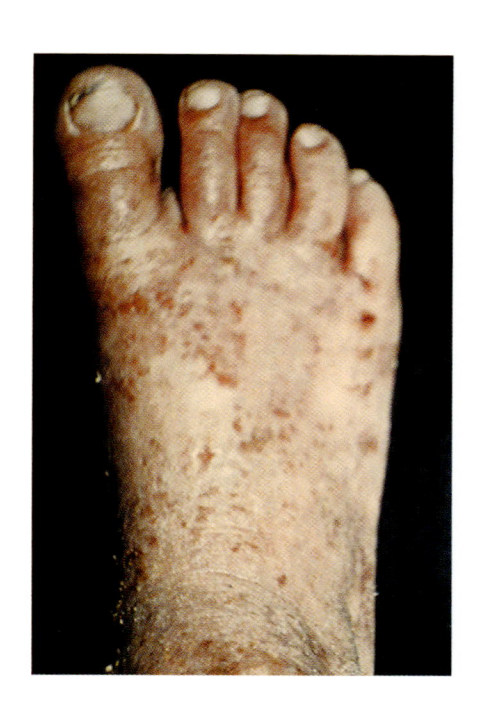

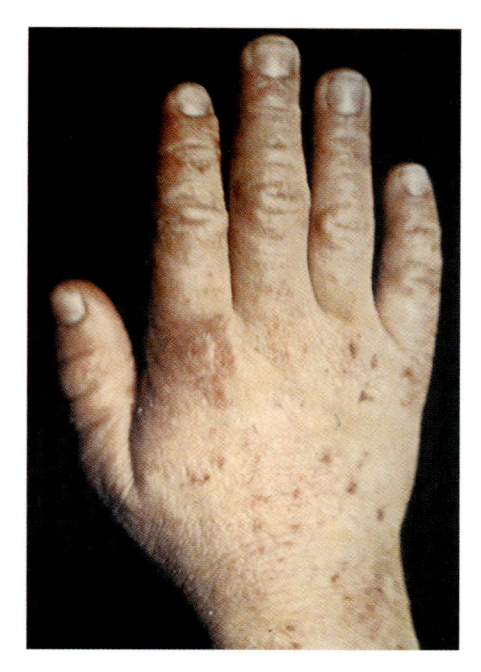

Die weißliche Schuppung sowie die übrige Morphe passen besonders zu

ARSENICUM ALBUM   und   CALCIUM CARBONICUM

DD:

SULFUR hat nicht so weißliche Schuppen, würde aber auch passen.
ANTIMONIUM CRUDUM Beschreibung siehe Seite 70

|26|

SEBORRHOISCHES EKZEM (Achselhöhle)

Definition des Seborrhoischen Ekzems:

Scharf begrenzte, rundliche, zum Teil blumenblattartige gelb-rote oder bräunliche Herde, mit fettigen Schuppen bedeckt.

Lokalisation: Talgdrüsenreiche Stellen (Gesicht, Brustrinne, Rückenrinne, Genitalbereich, Achselhöhlen.

Entstehung gewöhnlich auf dem Boden einer Seborrhoe.

Beschr.:

relativ scharf abgegrenzte rötlich-braune Herde,
bedeckt mit dicken fettigen Schuppen

Die Seborrhoe und die Lokalisation weisen vorwiegend auf:

| NATRIUM MURIATICUM |

und

| PSORINUM |

Des weiteren ist zu denken an:

THUJA

MEDORRHINUM

SULFUR

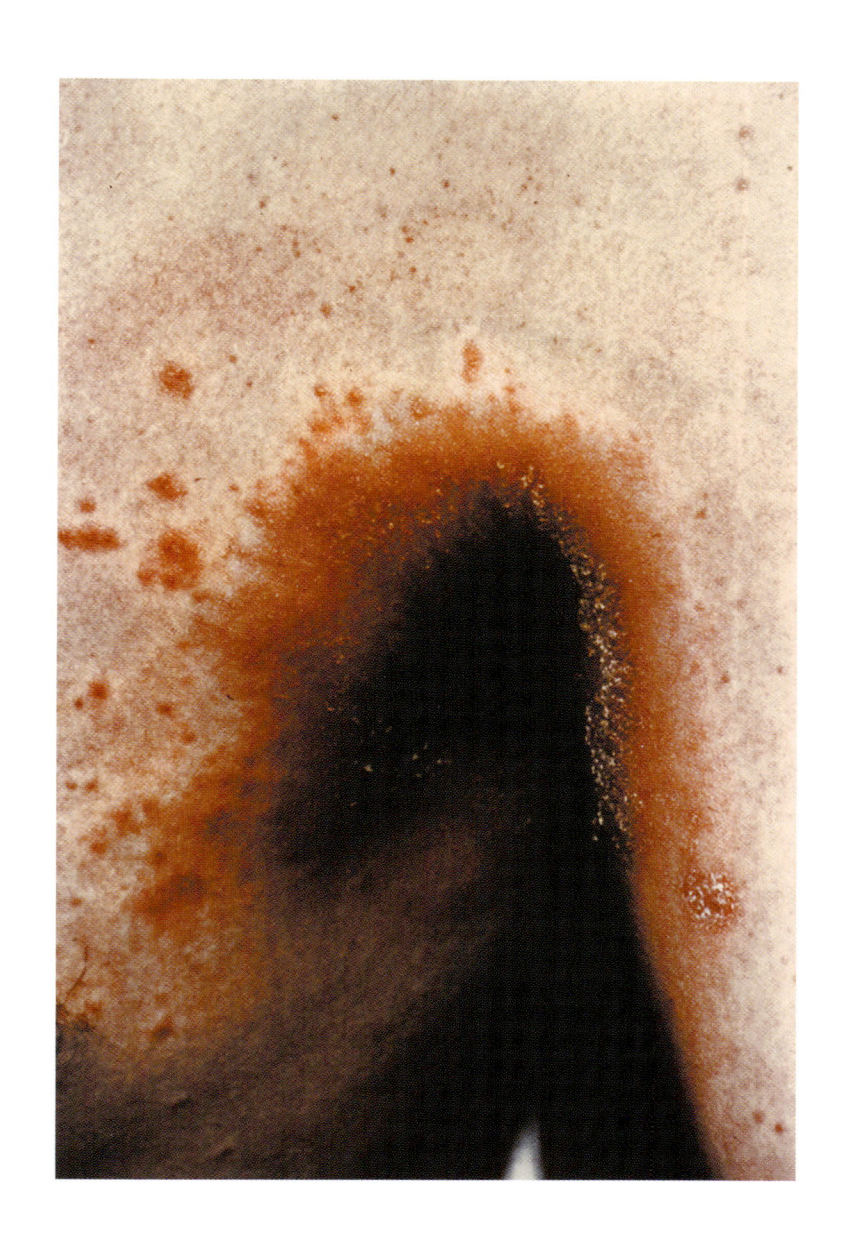

(Vergl. auch Kent II. S.219 Ekzem Achselhöhle:
Hep, Jug-r., Merc., Nat-m., Petr., Psor., Sep.)

| 26a | SEBORRHOISCHES EKZEM (Rücken)

Beschr.: scharf abgegrenzte großflächiege Herde,
rot-bräunliche Färbung
fettig-glänzende Schuppen

Die Morphe allein läßt hier an einige Mittel denken, die konstitutionell abgegrenzt werden müssen :

THUJA

MEDORRHINUM

PETROLEUM

PSORINUM

NATR. MUR.

SEPIA

SARSAPARILLA

BRYONIA

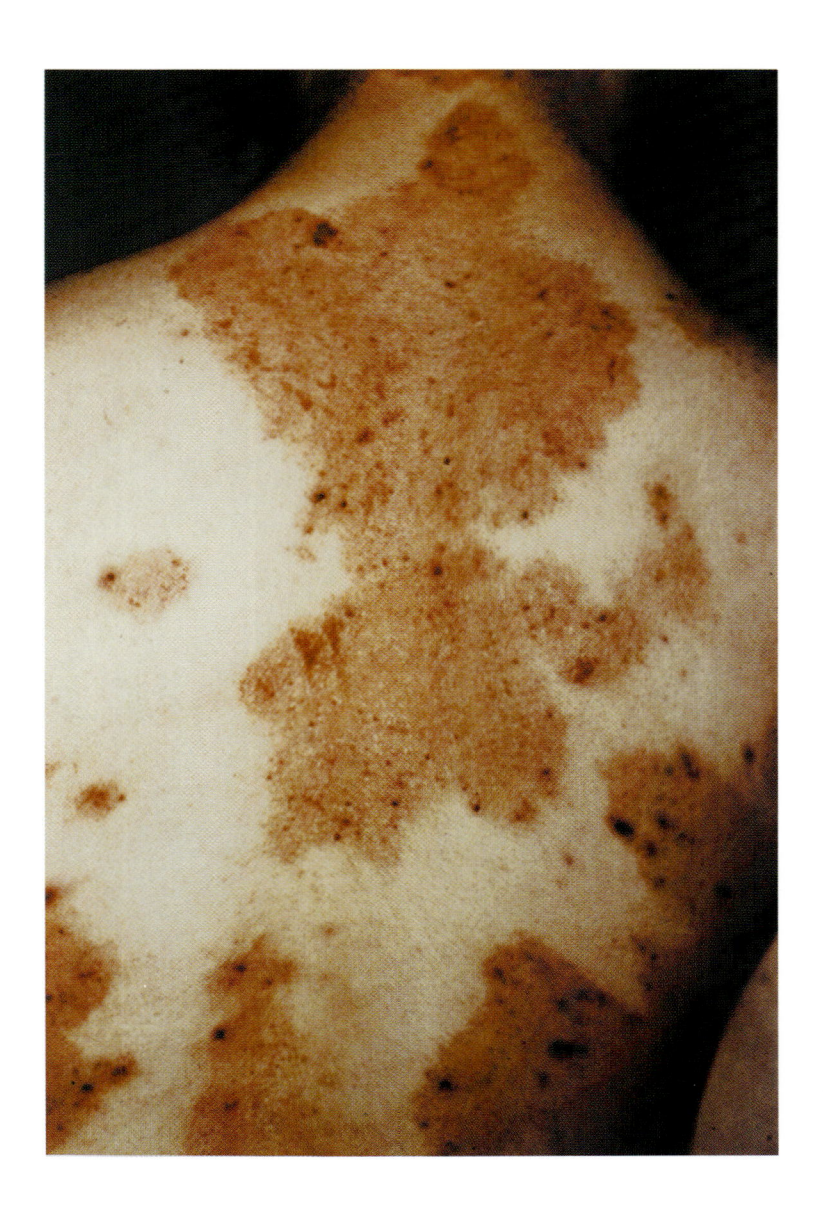

DYSHIDROTISCHES EKZEM

Das Dyshidrotische Ekzem ist gekennzeichnet durch kleine sagokornartige, juckende Bläschen mit zunächst serösem Inhalt.

<u>Lokalisation:</u> Handflächen, Fingerseiten, Fußsohlen.

Die Bläschen können entweder eintrocknen und Schuppenkrausen bilden, oder sie können sich infizieren und eitern mit Gefahr einer ausgedehnten Lymphangitis.

<u>Ursache:</u> ungeklärt.
Häufig tritt das dyshidrotische Ekzem auf:

1) als Mykid (z.B. an den Händen bei einer Mykose an den Füßen)
2) als Bakterid (im Zusammenhang mit einer bakteriellen Infektion an einer anderen Stelle des Körpers)
3) Als Kontaktekzem (kann dann auch am Handrücken auftreten.)
4) Als Arzneiexanthem

Neben der homöopathischen Arznei kann auch eine Symbiose-Lenkung indiziert sein.

Das homöopathische Mittel sollte sowohl zur Morphe der Ekzems passen als, wenn möglich, auch zum auslösenden Herd (z.B. die Mykose) und zur Konstitution.

<u>Die leichteren Verläufe passen besonders zu:</u>

    SILICEA, SULFUR, PSORINUM

<u>Die eitrigen Formen passen mehr zu:</u>

    MERCUR, RHUS TOX., PSORINUM, MEZEREUM, HEPAR SULF, CALC. SULF.

(Vergl. Köhler II S. 71)

| 27 | DYSHIDROTISCHES EKZEM (milde Form)

Beschr.:

kleine, wasserhelle,
feste Bläschen an
Handfläche und
Fingerseiten.

Diese (bisher) leichte
Verlaufsform läßt denken
an:

| SILICEA |

| PSORINUM |

| SULFUR |

| RHUS TOXICODENDRON |

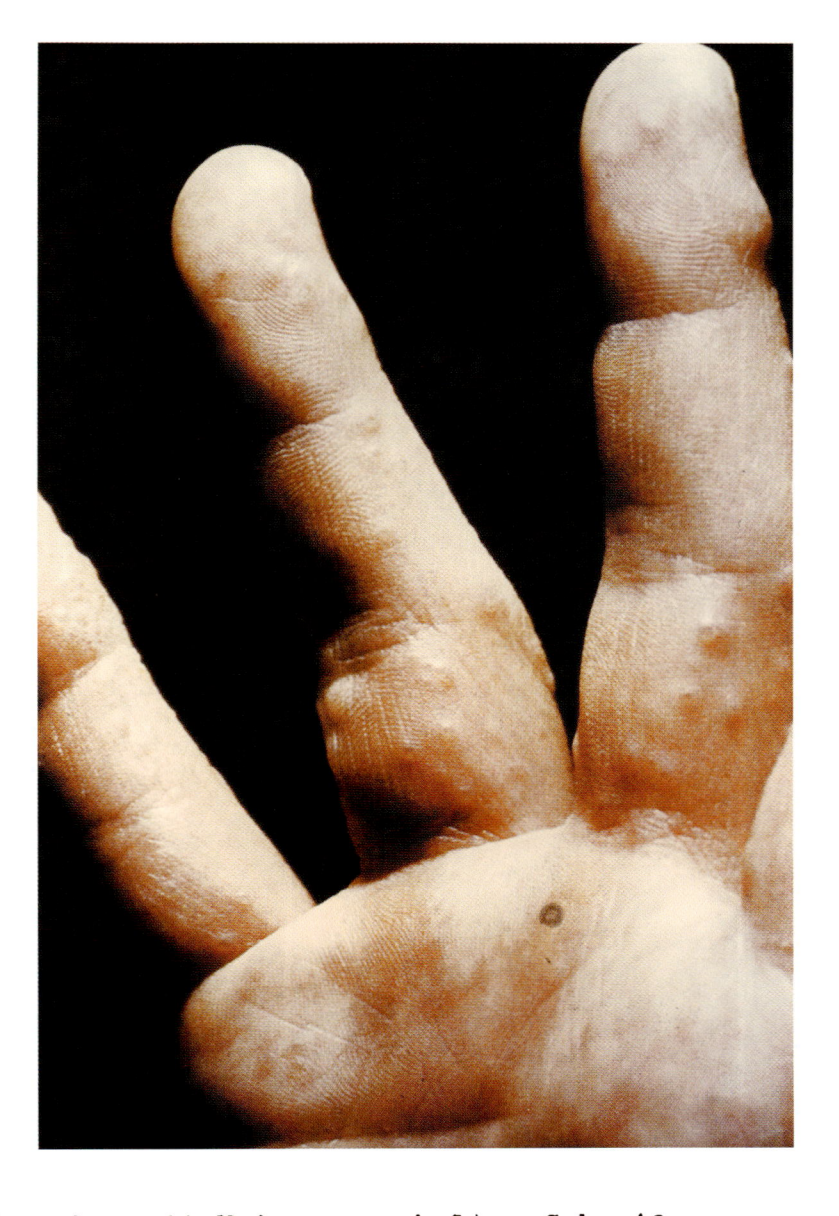

SILICEA   sehr verfrorene Menschen mit Neigung zu kalten Schweißen
              an Händen und Füßen, Kopfschweiße am ganzen Kopf.
              Milchunverträglichkeit. Erkältungs- und Eiterungsneigung.
              Mager und blaß mit schlaffem Bauch und schwacher Muskulatur.
              Insgesamt schwaches Bindegewebe.
              Scheu, verschlossen, traut sich oft wenig zu, trotzdem oft
              recht stur.

SULFUR   Hitzig in jeder Hinsicht.
              lebendig und impulsiv
              schmutzig wirkende Haut, rauh; gerötete Körperöffnungen

PSORINUM   sehr verfroren, muß immer essen, sogar nachts.
              stinkende Schweiße. Schmutzig fettige Haut
              (Bläschen können auch in Eiterung übergehen.)

RHUS TOX   Anfangs noch durchsichtige Bläschen, aber bald eitrig auf
              roter geschwollener Haut. < Kälte und Nässe. Ruhelosigkeit

|28| INFIZIERTES DYSHIDROTISCHES EKZEM

Beschr.: große, eitergefüllte Blasen
gelb-braune, schmierige Krusten
Ekzem sehr nässend
die ganze Hand ist phlegmonös geschwollen und gerötet!

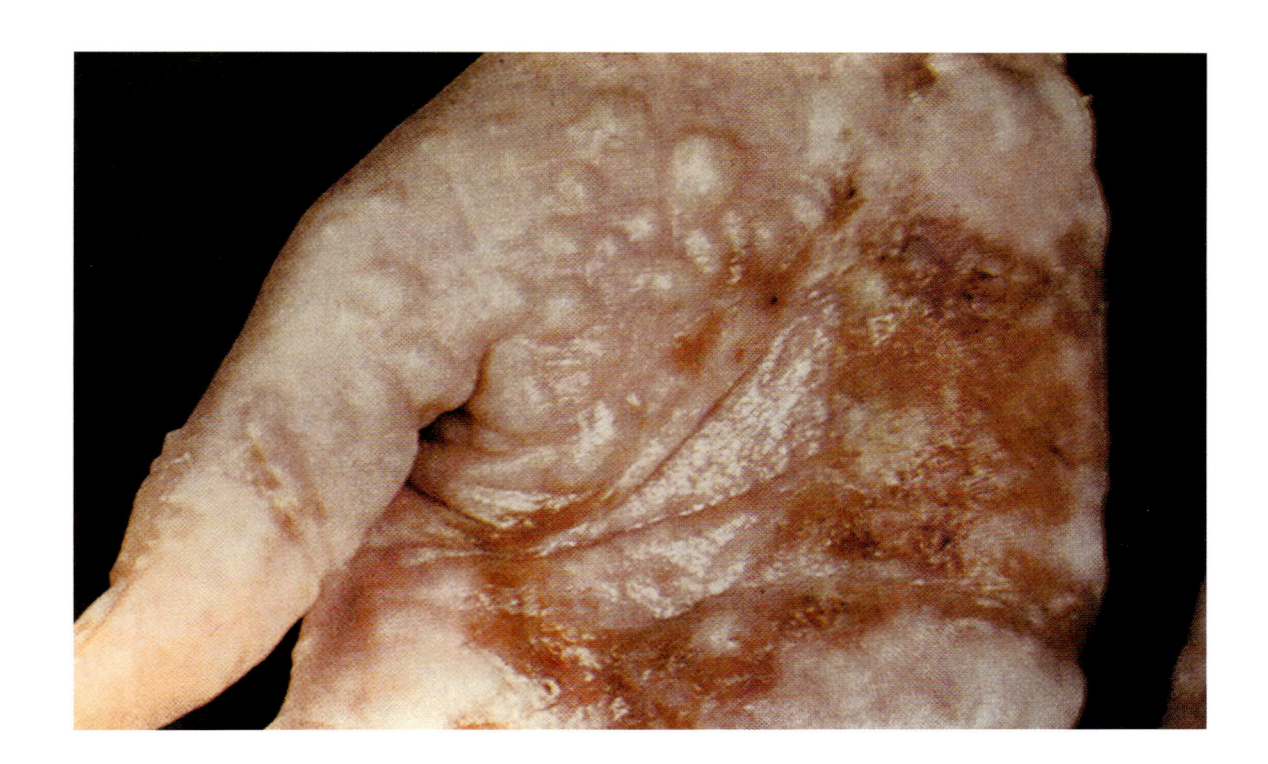

Dieser schwere eitrige Verlauf weist besonders auf folgende Mittel:

MEZEREUM dicke braune Borken, unter denen der Eiter hervorsickert.
Brennender reißender Schmerz mit Jucken
< Kälte, Bettwärme, Berührung, Wasseranwendung,
feuchtes Wetter, nachts.

MERCUR. SOL. gelb- eitrige Bläschen, die verkrusten.
stechende brennende Schmerzen
< Kälte und Hitze, nachts
starke nächtliche Unruhe mit klebrigen Schweißen.

HEPAR SULF. gelbe Eiterkrusten.
stechende Schmerzen
verfrorene, bes. zugempfindliche Menschen.

CALC. SULF. gelbe eitrige Krusten und Exsudate
Brennen und Jucken.

ÄUSSERE MASSNAHMEN BEI EKZEMEN

Streng genommen sollten generell Ekzeme nur innerlich behandelt werden. Die Patienten sind jedoch oft schrecklich geplagt von Juckreiz oder Schmerzen, so daß man manchmal eine Hilfestellung von außen zusätzlich zur inneren Behandlung geben muß.

KÖHLER empfiehlt dafür:

1) CARDIOSPERMUM - Salbe*

    oder besser: CARDIOSPERMUM - Urtinktur in EUCERIN

2) auf nässende Ekzeme : CALENDULA - Umschläge
    (=Calendula - Urtinktur in Wasser)

3) OLIVEN - Öl   (nicht bei nässenden Ekzemen)

---

*Heute unter dem Handelsnamen "Halicar Salbe DHU" erhältlich.

PERIORALE DERMATITIS

Die Periorale Dermatitis ist eine Erkrankung, die erst in den letzten
10-15 Jahren entstanden ist, vorwiegend bei Frauen im 20-30. Lebensjahr.
Als Ursache werden Kosmetika, Kortikoide und psychische Faktoren diskutiert.

Morphologisch kennzeichnend :

    kleinste Papeln, Papulo-
           vesikel und
           Papulopusteln.
    diffus gerötete Haut

Lokalisation:

        perioral,
        manchmal auch Wangen
        (wie Bart)

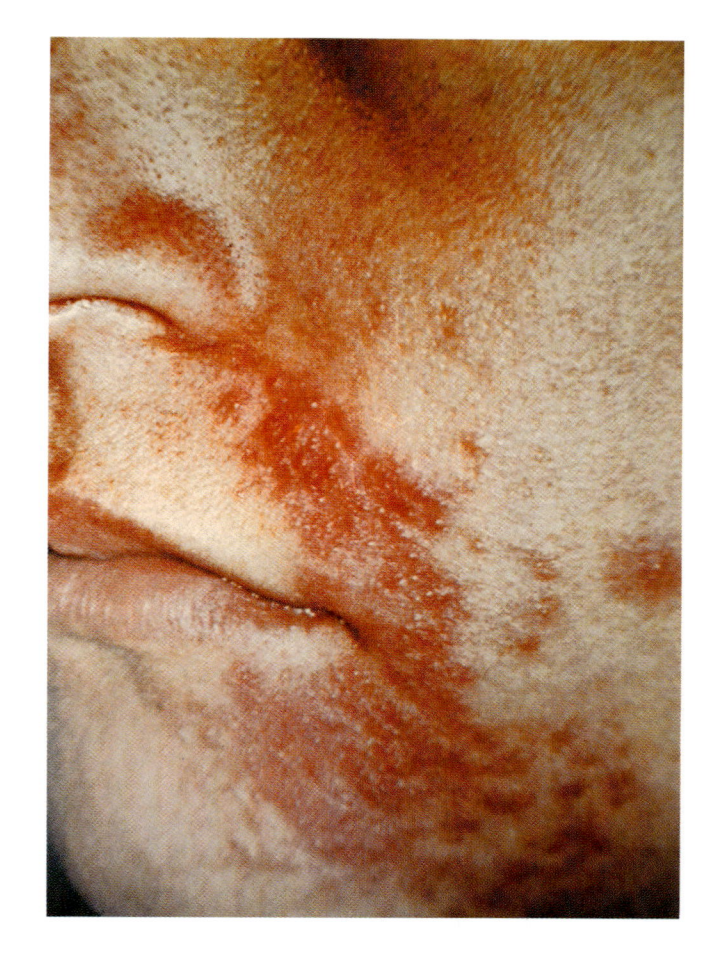

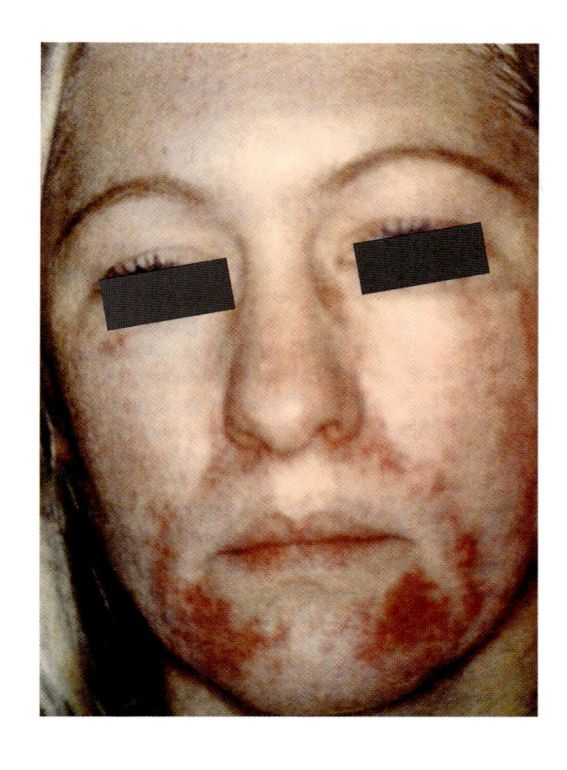

| 29 | **PERIORALE DERMATITIS**

Beschr.:
  entzündlich gerötete Haut
  kleinste Papeln

Die Morphe und der Gesamteindruck dieser Patientin (z.B. sehr weiß um die Augen) lassen denken an:

| NATRIUM MURIATICUM |

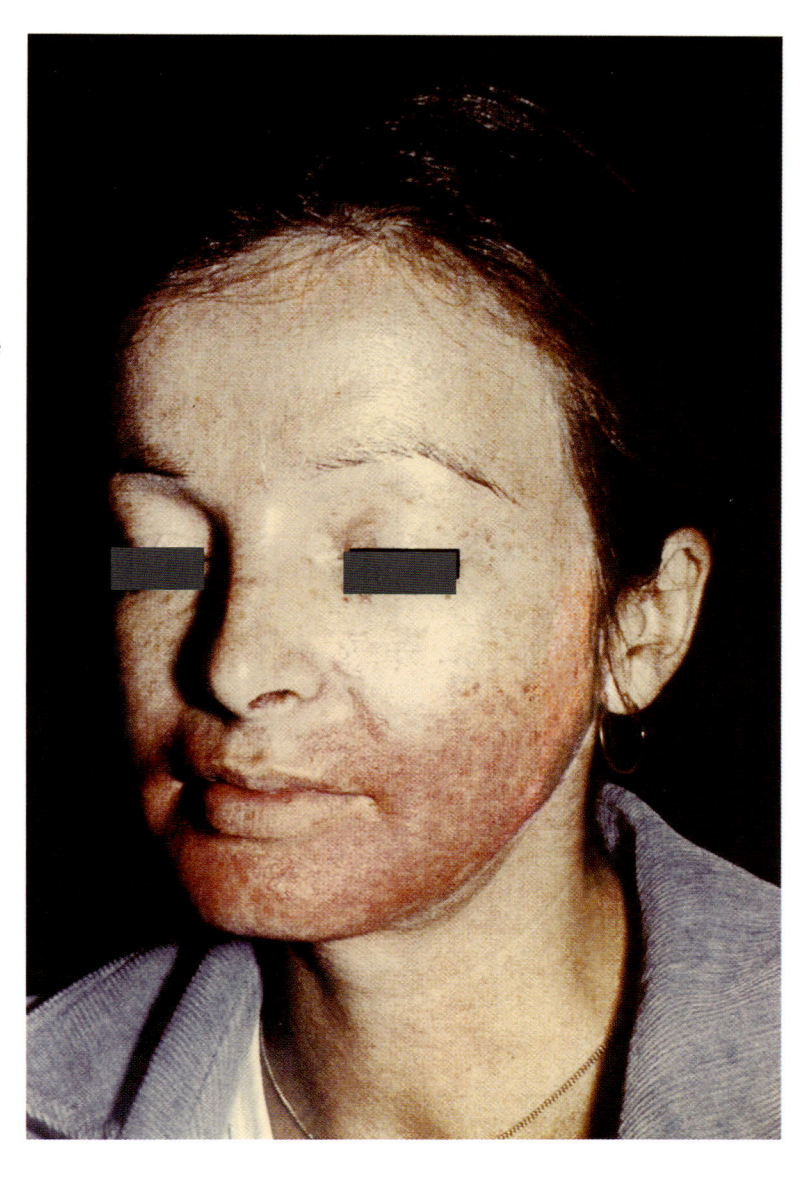

DD:

SEPIA   eher bräunlicher Hauttypus usw.

LYKOPODIUM   gelblich fahl, frühzeitig graue Haare usw.

KALIUM JODATUM   gel. Hyperthyreose, Bronchitisneigung

CAUSTICUM   sehr mitleidig ; Feuchtes Wetter bessert.
              Jahrelang überlastet durch Kummer oder zuviel Arbeit

(Genannt seien nur einige Mittel. Die Differenzierung sollte nach Hauttyp und Konstitution erfolgen.)

AKNE VULGARIS

ACNE CONGLOBATA

KOSMETIKA - UND   CORTICOID - AKNE

ROSACEA

25a ENDOGENES EKZEM (Hände und Füße)

    Beschr.:   multiple Erosionen
                  ausgeprägte Lichenifikation
                  mäßig entzündlich gerötet
                  weißliche Schuppung

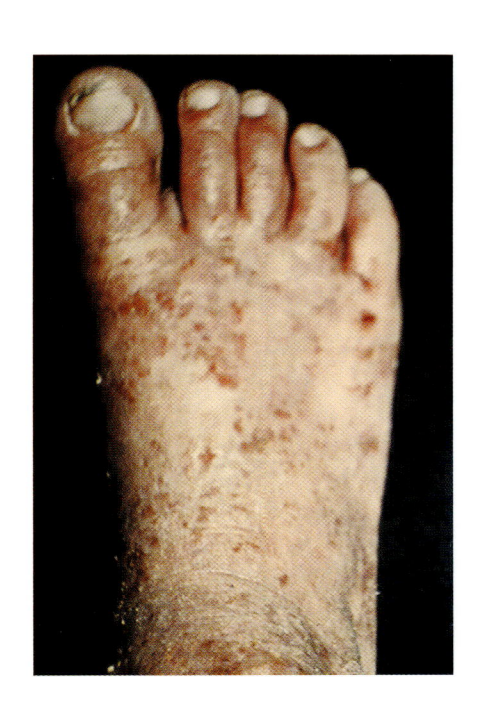

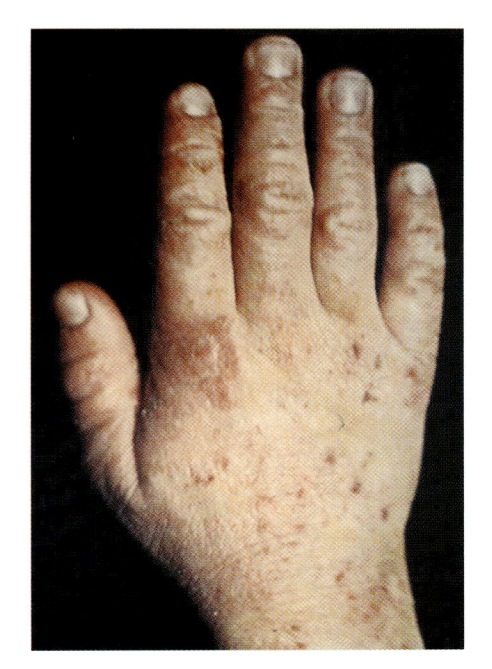

Die **weißliche** Schuppung sowie die übrige Morphe passen besonders zu

    | ARSENICUM ALBUM | und | CALCIUM CARBONICUM |

DD:

    SULFUR   hat nicht so weißliche Schuppen , würde aber auch passen.
    ANTIMONIUM CRUDUM   Beschreibung siehe Seite 70

|26|

SEBORRHOISCHES EKZEM (Achselhöhle)

Definition des Seborrhoischen Ekzems:

Scharf begrenzte, rundliche, zum Teil blumenblattartige gelb-rote oder bräunliche Herde, mit fettigen Schuppen bedeckt.

Lokalisation: Talgdrüsenreiche Stellen (Gesicht, Brustrinne, Rückenrinne, Genitalbereich, Achselhöhlen.

Entstehung gewöhnlich auf dem Boden einer Seborrhoe.

Beschr.:

relativ scharf abgegrenzte rötlich-braune Herde,
bedeckt mit dicken fettigen Schuppen

Die Seborrhoe und die Lokalisation weisen vorwiegend auf:

| NATRIUM MURIATICUM |

und

| PSORINUM |

Des weiteren ist zu denken an:

THUJA

MEDORRHINUM

SULFUR

(Vergl. auch Kent II. S.219 Ekzem Achselhöhle:
Hep, Jug-r., Merc., Nat-m., Petr., Psor., Sep.)

|26a| SEBORRHOISCHES EKZEM (Rücken)

Beschr.: scharf abgegrenzte großflächiege Herde,
rot-bräunliche Färbung
fettig-glänzende Schuppen

Die Morphe allein läßt hier an einige Mittel denken, die konstitutionell abgegrenzt werden müssen :

THUJA

MEDORRHINUM

PETROLEUM

PSORINUM

NATR. MUR.

SEPIA

SARSAPARILLA

BRYONIA

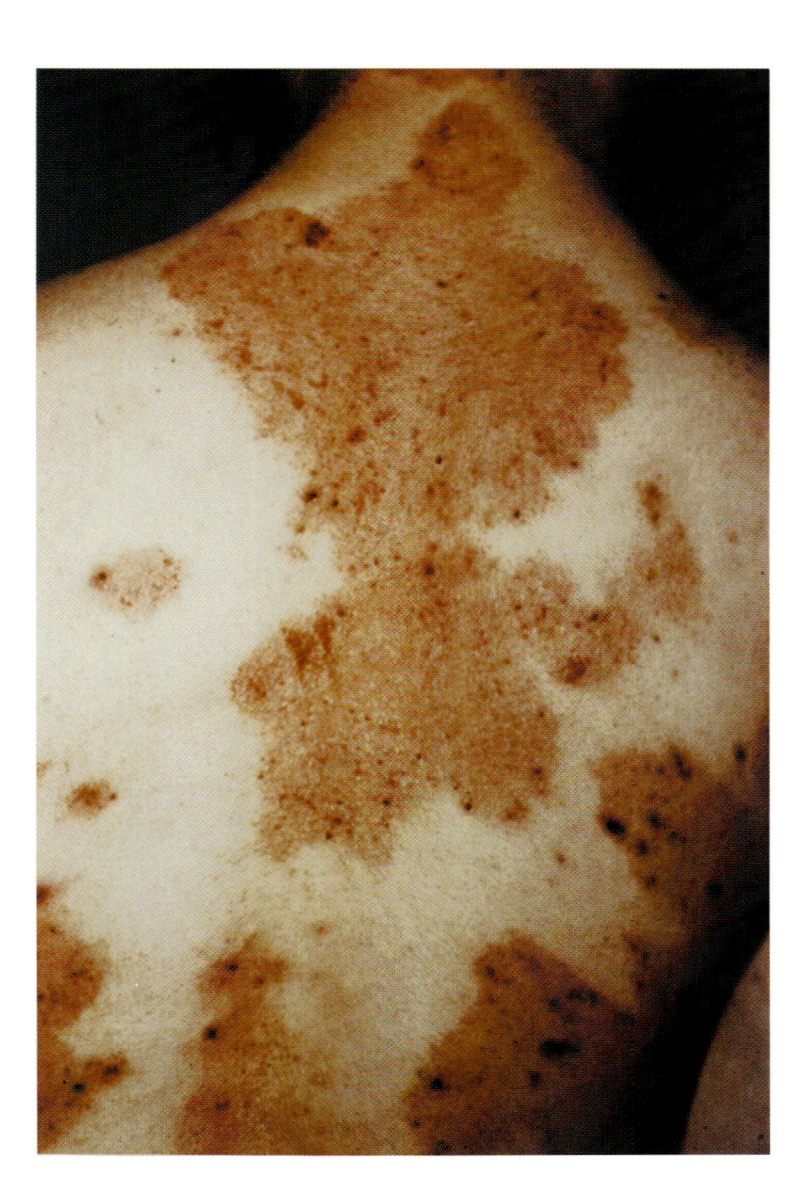

DYSHIDROTISCHES EKZEM

Das Dyshidrotische Ekzem ist gekennzeichnet durch kleine sagokornartige, juckende Bläschen mit zunächst serösem Inhalt.

Lokalisation: Handflächen, Fingerseiten, Fußsohlen.

Die Bläschen können entweder eintrocknen und Schuppenkrausen bilden, oder sie können sich infizieren und eitern mit Gefahr einer ausgedehnten Lymphangitis.

Ursache: ungeklärt.
Häufig tritt das dyshidrotische Ekzem auf:

1) als Mykid (z.B. an den Händen bei einer Mykose an den Füßen)
2) als Bakterid (im Zusammenhang mit einer bakteriellen Infektion an einer anderen Stelle des Körpers)
3) Als Kontaktekzem (kann dann auch am Handrücken auftreten.)
4) Als Arzneiexanthem

Neben der homöopathischen Arznei kann auch eine Symbiose-Lenkung indiziert sein.

Das homöopathische Mittel sollte sowohl zur Morphe der Ekzems passen als, wenn möglich, auch zum auslösenden Herd (z.B. die Mykose) und zur Konstitution.

Die leichteren Verläufe passen besonders zu:

SILICEA, SULFUR, PSORINUM

Die eitrigen Formen passen mehr zu:

MERCUR, RHUS TOX., PSORINUM, MEZEREUM, HEPAR SULF, CALC. SULF.

(Vergl. Köhler II S. 71)

27 DYSHIDROTISCHES EKZEM (milde Form)

Beschr.:

kleine, wasserhelle, feste Bläschen an Handfläche und Fingerseiten.

Diese (bisher) leichte Verlaufsform läßt denken an:

- SILICEA
- PSORINUM
- SULFUR
- RHUS TOXICODENDRON

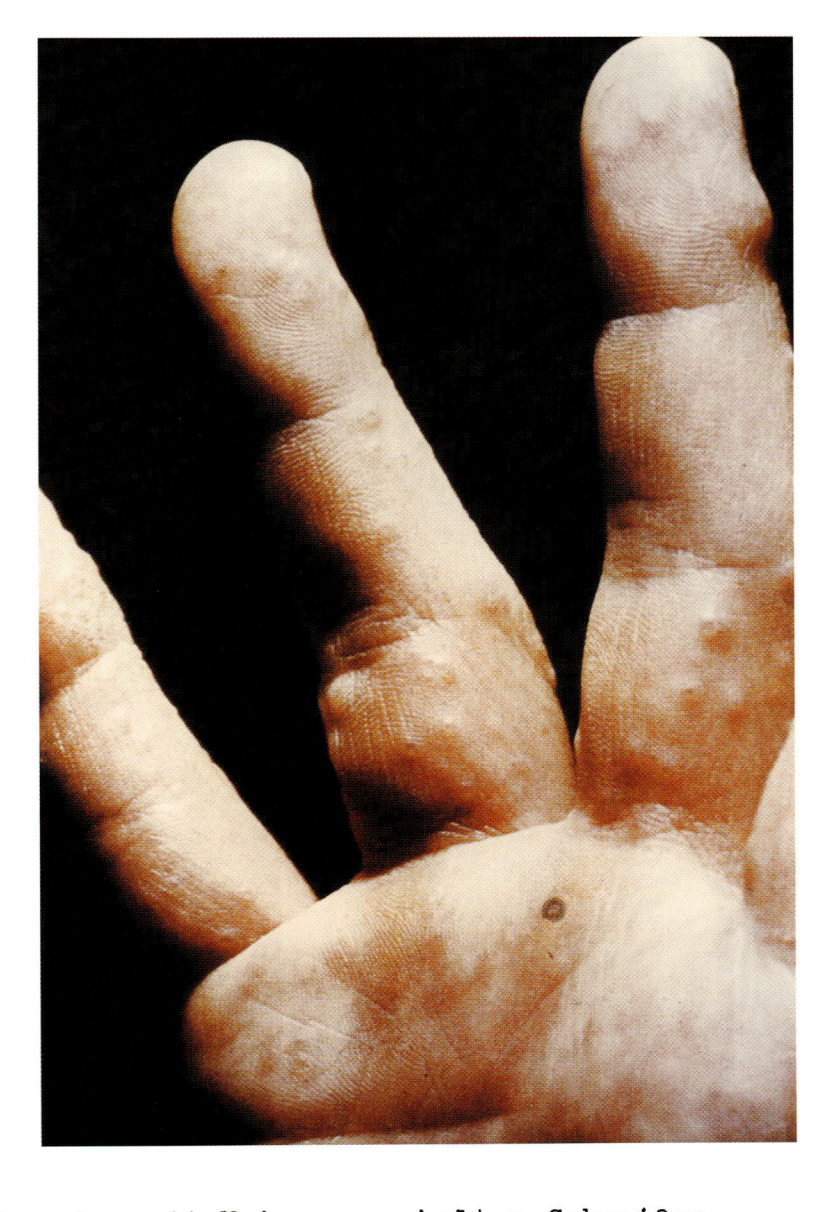

SILICEA — sehr verfrorene Menschen mit Neigung zu kalten Schweißen an Händen und Füßen, Kopfschweiße am ganzen Kopf. Milchunverträglichkeit. Erkältungs- und Eiterungsneigung. Mager und blaß mit schlaffem Bauch und schwacher Muskulatur. Insgesamt schwaches Bindegewebe.
Scheu, verschlossen, traut sich oft wenig zu, trotzdem oft recht stur.

SULFUR — Hitzig in jeder Hinsicht.
lebendig und impulsiv
schmutzig wirkende Haut, rauh; gerötete Körperöffnungen

PSORINUM — sehr verfroren, muß immer essen, sogar nachts. stinkende Schweiße. Schmutzig fettige Haut
(Bläschen können auch in Eiterung übergehen.)

RHUS TOX — Anfangs noch durchsichtige Bläschen, aber bald eitrig auf roter geschwollener Haut. < Kälte und Nässe. Ruhelosigkeit

28 INFIZIERTES DYSHIDROTISCHES EKZEM

Beschr.: große, eitergefüllte Blasen
gelb-braune, schmierige Krusten
Ekzem sehr nässend
die ganze Hand ist phlegmonös geschwollen und gerötet!

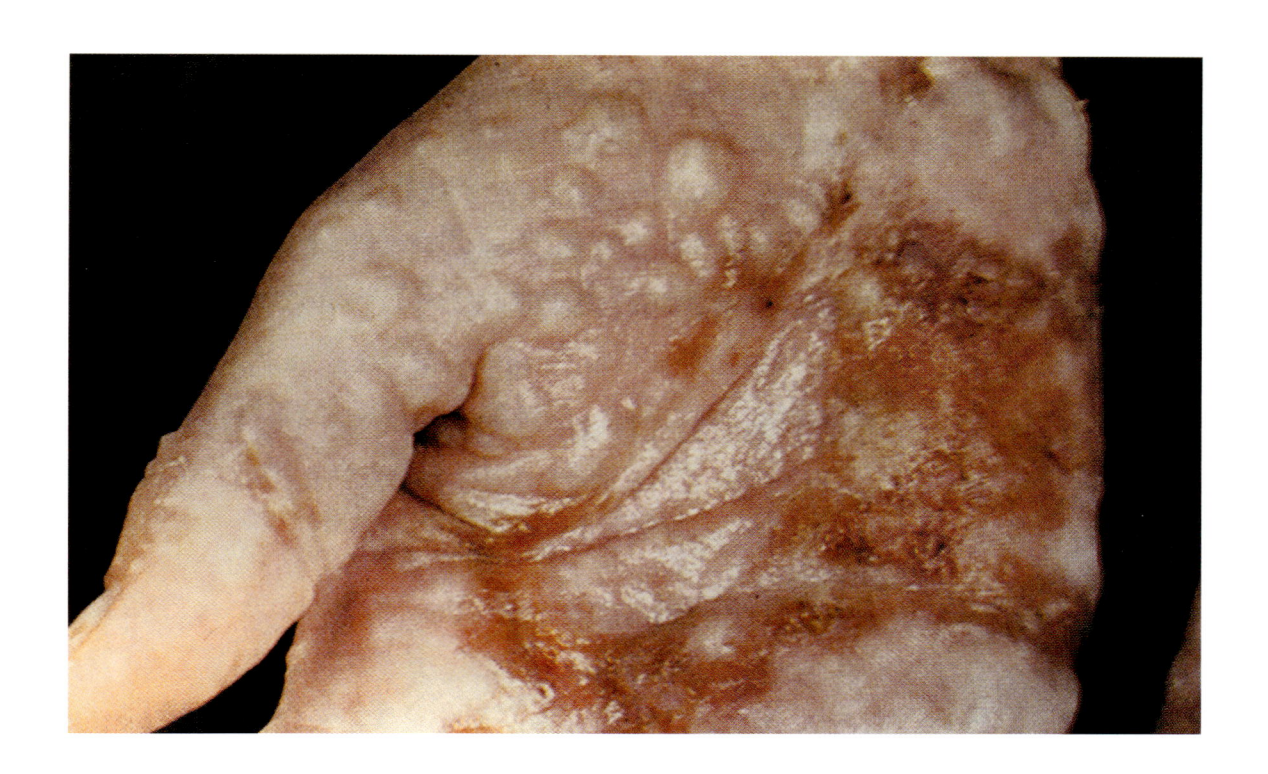

Dieser schwere eitrige Verlauf weist besonders auf folgende Mittel:

MEZEREUM dicke braune Borken, unter denen der Eiter hervorsickert.
Brennender reißender Schmerz mit Jucken
< Kälte, Bettwärme, Berührung, Wasseranwendung, feuchtes Wetter, nachts.

MERCUR. SOL. gelb- eitrige Bläschen, die verkrusten.
stechende brennende Schmerzen
< Kälte und Hitze, nachts
starke nächtliche Unruhe mit klebrigen Schweißen.

HEPAR SULF. gelbe Eiterkrusten.
stechende Schmerzen
verfrorene, bes. zugempfindliche Menschen.

CALC. SULF. gelbe eitrige Krusten und Exsudate
Brennen und Jucken.

ÄUSSERE MASSNAHMEN BEI EKZEMEN

Streng genommen sollten generell Ekzeme nur innerlich behandelt werden. Die Patienten sind jedoch oft schrecklich geplagt von Juckreiz oder Schmerzen, so daß man manchmal eine Hilfestellung von außen zusätzlich zur inneren Behandlung geben muß.

KÖHLER empfiehlt dafür:

1) CARDIOSPERMUM - Salbe[*]

   oder besser: CARDIOSPERMUM - Urtinktur in EUCERIN

2) auf nässende Ekzeme :   CALENDULA - Umschläge
                          (=Calendula - Urtinktur in Wasser)

3) OLIVEN - Öl   (nicht bei nässenden Ekzemen)

---

[*]Heute unter dem Handelsnamen "Halicar Salbe DHU" erhältlich.

PERIORALE DERMATITIS

Die Periorale Dermatitis ist eine Erkrankung, die erst in den letzten
10-15 Jahren entstanden ist, vorwiegend bei Frauen im 20-30. Lebensjahr.
Als Ursache werden Kosmetika, Kortikoide und psychische Faktoren diskutiert.

Morphologisch kennzeichnend :

    kleinste Papeln, Papulo-
               vesikel und
               Papulopusteln.
    diffus gerötete Haut

Lokalisation:

        perioral,
        manchmal auch Wangen
        (wie Bart)

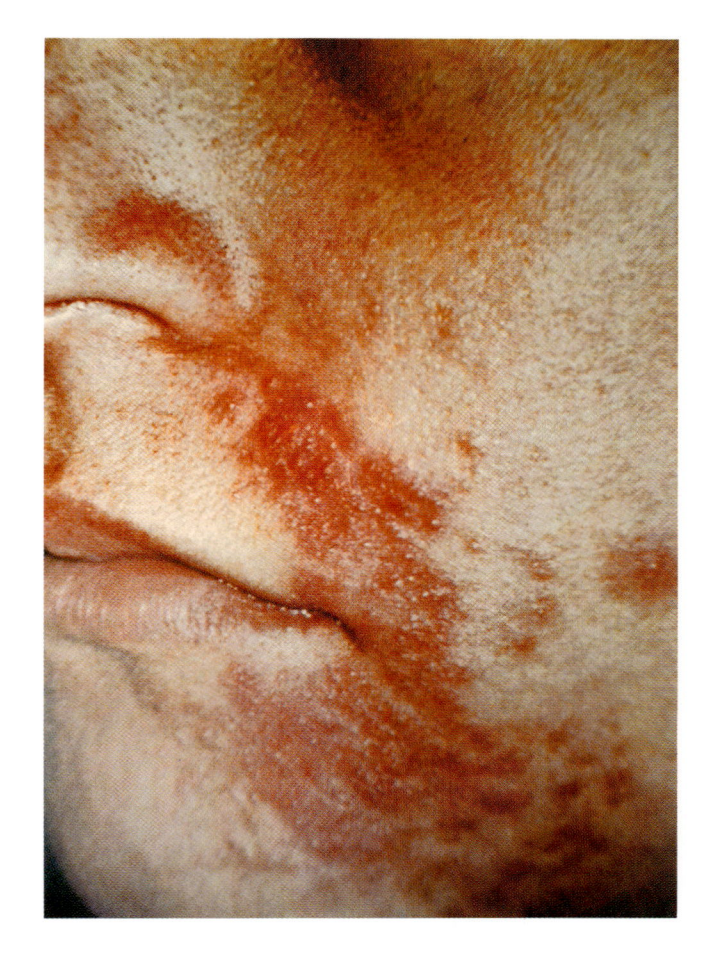

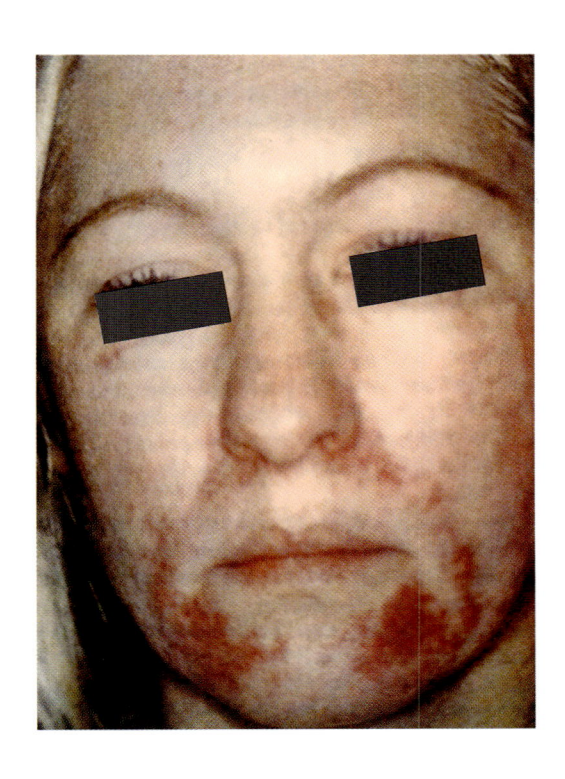

| 29 | **PERIORALE DERMATITIS**

Beschr.:
  entzündlich gerötete Haut
  kleinste Papeln

Die Morphe und der Gesamteindruck dieser Patientin (z.B. sehr weiß um die Augen) lassen denken an:

| NATRIUM MURIATICUM |

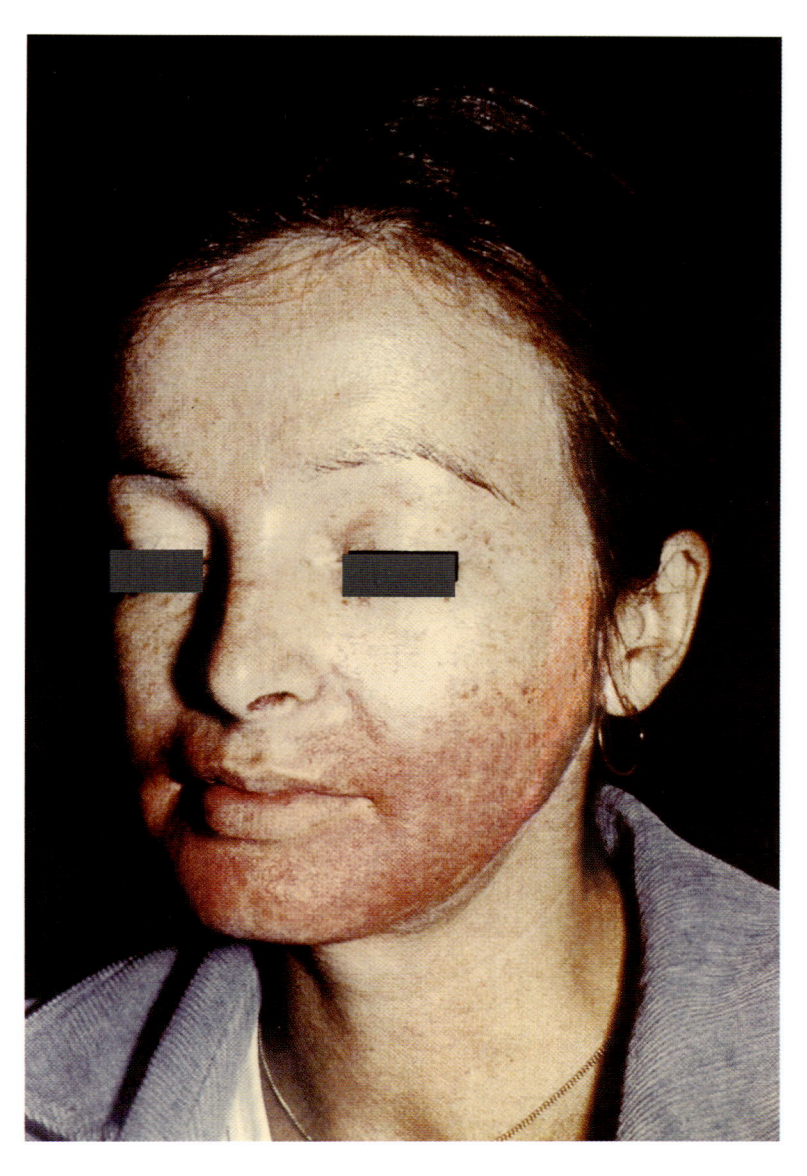

DD:

SEPIA   eher bräunlicher Hauttyp usw.

LYKOPODIUM   gelblich fahl, frühzeitig graue Haare usw.

KALIUM JODATUM   gel. Hyperthyreose, Bronchitisneigung

CAUSTICUM   sehr mitleidig ; Feuchtes Wetter bessert. Jahrelang überlastet durch Kummer oder zuviel Arbeit

(Genannt seien nur einige Mittel. Die Differenzierung sollte nach Hauttyp und Konstitution erfolgen.)

AKNE VULGARIS

ACNE CONGLOBATA

KOSMETIKA - UND CORTICOID - AKNE

ROSACEA

Akne

Die Akne entsteht zumeist auf der Grundlage von:

|SEBORRHOE| und |ABWEHRSCHWÄCHE| (in diesem Fall gegen das Corynebakterium acnes, das an sich kein virulenter Keim ist.)

SEBORRHOE

Def.: "Anlagemäßig bedingte, krankhaft veränderte Absonderung der Talgdrüsen!"

(Sebum = Talg, ρέω = fließ, Seborrhoe = Schmerfluß)

|TALG| = Gemisch aus Fetten, Zellen, freien Säuren, (vermutlich als Schutz vor dem Austrocknen der Haut.)

Die Trigliceride des Talges sind ein wichtiges Substrat für den Stoffwechsel des Corynebakterium acnes.

Sowohl der Talg selbst, als auch das Coryneb. acnes fördern die Bildung von Komedonen u./o. entzündl. Reakt.

|1| Bau eines

TALGDRÜSEN-FOLLIKELS

große gelappte Talgdrüsen

das feine Haar liegt in einem breiten Kanal, der mit lockeren Hornzellen angefüllt ist.

Das Coryneb. acnes vermehrt sich nur innerhalb des Follikelkanals. Seine Stoffwechselprodukte begünstigen die Bildung von Komedonen und fördern zudem deren entzündliche Umwandlung.

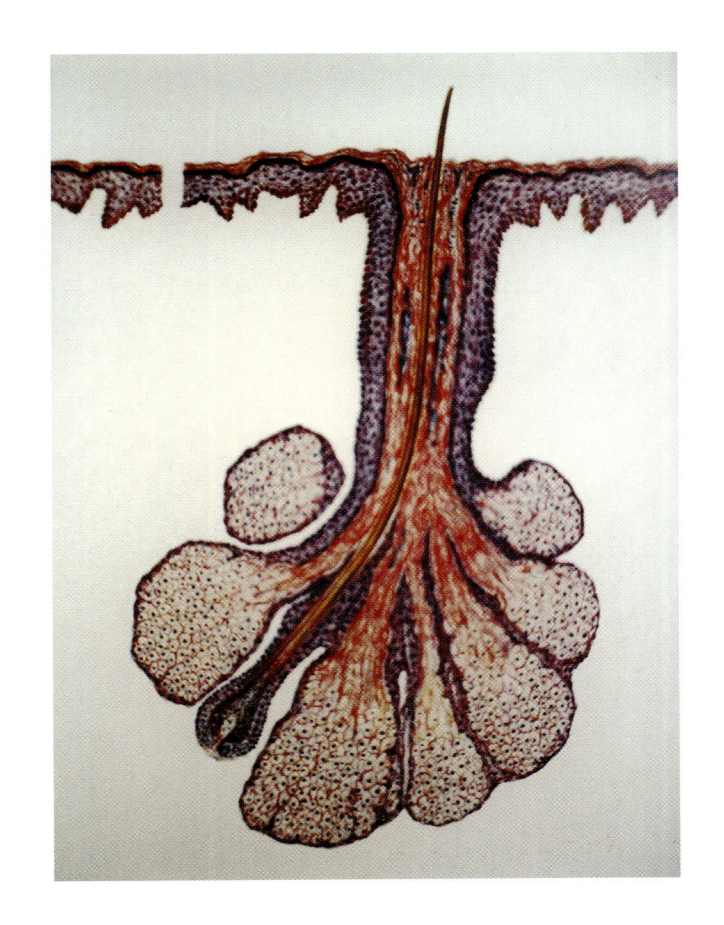

Im folgenden sollen beispielhaft einige Mittel aus der Akne-Behandlung mit Bildmaterial dargestellt werden. Die Behandlung der Akne richtet sich sehr nach <u>konstitutionellen Gesichtspunkten</u>, nie alleine nach der Morphe. Die Morphe kann jedoch auf Mittel hinweisen, an die man sonst nicht denken würde. Dazu sollen die Photos eine Hilfe geben, wobei auch unbekanntere Mittel zum Zuge kommen. Um aber auf die weite Fächerung der Mittel hinzuweisen, von denen nachher nur wenige drankommen, seien zunächst die Kent-Rubriken für die Akne (die auch bestimmt nicht ganz vollständig sind), sowie Auszüge von Voisin und Zimmermann aufgeführt.

<u>Gesicht</u>

Kent II 94

Akne: Ant-c., Ars., Ars-j., Aur., Bar-c., Bell., Calc., Calc-sil., Calc-s., Carb-an., Carb-v., Carb-a., Caust., Chel., Con., Cop., Crot-h., Eug., Hep., Jod., Kali-br., Kreos., Lach., Led., Med., Nat-m., Nit-ac., Nux-v., Ph-ac., Psor., Puls., Sabin., Sanic., Sel., Sep., Sil., Sulf., Sulf-j., Thuj., Tub., Uran.

II 100

Mitesser: Abrot., Ars., Aur., Bell., Bry., Calc., Carb-v., Carb-a., Chel., Dig., Dros., Eug., Graph., Hep., Hydr., Nat-a., Nat-c., Nat-m., Nit-ac., Sabad., Sabin., Sel., Sep., Sil., Sulf., Sumb., Thuj., Tub.

<u>Gesichtshaut</u>   (Kent II 91)

<u>fettig</u>: Agar., Arg-n., Aur., Bar-c., Bry., Bufo, Calc., Caust., Chin., Mag-c., Med., Merc., Nat-m., Plb., Psor., Rhus t., Sel., Stram., Thuj., Tub.

Stirn: Hydr., Psor. (Nat-m.)

<u>glänzend</u>: Acon., Apis, Arg-n., Aur., Caust., Coff., Cupr., Der., Eup-pur., Hyos., Lyc., Med., Nat-m., Op., Plb., Psor., Rheum, Rhus-t., Sel., Thuj.

<u>wie ölig</u>: Nat-m., Plb., Thuj.

<u>Rücken</u>: Akne: Carb-v.   (Kent II 302)
→(zu ergänzen wäre noch: Lyc, Kali brom., Sulf jod.

Aus <u>ZIMMERMANN</u>:   (S. 232)
"Homöotherapie der Hautkrankheiten

Folgende Mittel sind nach STAUFFER bei Acne vulgaris zu verwenden: Sepia, Pulsatilla und Graphites bei Akne zur Regelzeit in D 3 - D 6 - D 30.
Thyreoidinum D 3 - D 12 - D 30 bei Strumabelastung.
Sanguinaria D 3 bei Akne im Gesicht in der Folge spärlicher Regel, bei Wallungen und Kopfschmerz.
Acidum nitricum D 6 bei Acne punctata.
Belladonna D 3 - D 6, Akne am Rücken. Berberis vulgaris D 3 - D 6 bei Harnstörungen sehr bewährt.
Selenium D 3 - D 12 - D 30, fette unsaubere, komedonenhaltige, zum Schwitzen geneigte Haut bei fettem Haar und Seborrhoea oleosa.
Phosphorus D 30, Akne bei Onanisten und blonden, nervösen Patienten.
Kalium bromatum D 3 bei Brünetten, vor allem wenn verhärtete Knötchen vorhanden sind. Lokalisationen sind dabei Nase und Kinn-Mund-Dreieck.
Jodum D 6 ähnlich wie Bromum, wird auch in Verbindung mit Kalium jodatum als eines der wirksamsten Mittel bezeichnet.
Thuja occidentalis D 3 - D 6 nach JOUSSET bei gestielten Knötchen.

Akne Mod. < Menses

Eugenia
Graphites
Kali-brom.
Mag-mur.
Pulsatilla
Sepia
Selen

(nach verschiedenen Autoren zusammengetragen, sicherlich noch recht unvollständig)

aus Voisin:
Materia medica des
homöopathischen
Praktikers*

AKNE PUNCTATA MIT KOMEDONEN:
DER ERREGBARE UND LEICHT ZU TRÄNEN GERÜHRTE PATIENT — Aster. C 5.
DER MAGERE PATIENT — Hydrast. C 4-5 (appetitloser Leberkranker), NATR. MUR. C 7 oder 9 (entmineralisiert, starker Appetit), SELEN C 5-6 (frostig, Unverträglichkeit von Wärme, Salbengesicht), SULF. JOD. C 5-9 (oxygenoide Konstitution).
LEBERINSUFFIZIENZ ODER LEBERSTÖRUNGEN — Hydrast. C 4-5 † Juglans reg. C 4-5

*siehe Literaturverzeichnis am Ende des Buches

|KOMEDO| = Hornpfropf mit Bakterienresten und Melanin
(liegt in den Talgdrüsenfollikeln)

= "Mitesser" (con + edo = ich esse mit.)
Der Name entstand dadurch, daß man lebende Parasiten zu sehen glaubte.

|2| AKNE mit zahlreichen KOMEDONEN

Beschr.: Rücken mit zahlreichen Komedonen

unten: Sondierung eines der zahlreichen Fistelgänge, die mit Hornzellmassen vollgestopft sind und wie ein Fuchsbau untereinander verbunden sind.

Besondere Beziehung zur Komedonen-Akne hat

|SELEN|

Typisch für Selenium:
- SALBENGESICHT
    (Seborrhoe oleosa)
- viele deutl. sichtbare KOMEDONEN

Mod.:
< vor und während Menses

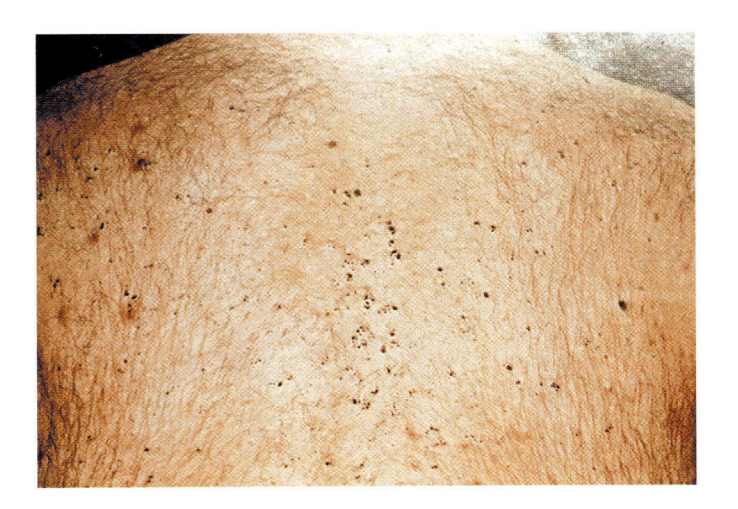

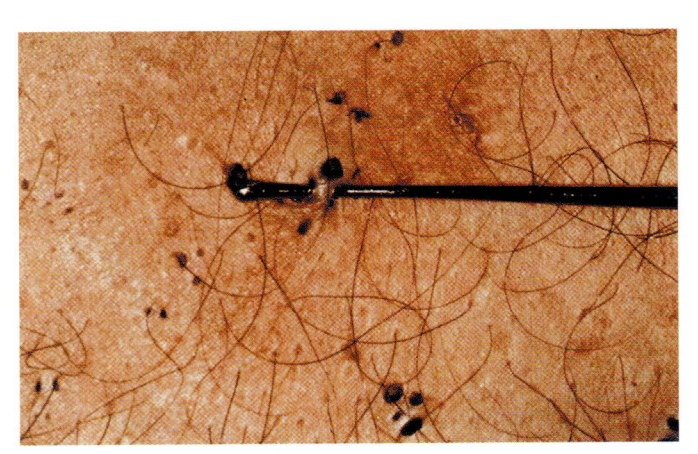

Allgemeines:
Selen paßt häufig bei jungen Männern mit beginnender Alopezie.

Verfrorenheit (trotzdem verschl. heißes Wetter)

Gesteigerte sexuelle Erregbarkeit und Verlangen bei schwacher Potenz.

Generell fast immer müde und schlaff; auch nach Schlaf müde.

Evtl. finden sich noch Nagelveränderungen: brüchig und unregelmäßig gestaltet, mit Längs- oder Querrillen.

(Selen ist ein dem Schwefel nahes Element und findet sich in Knochen u. Zähnen)

3) KOMEDONEN - AKNE (Stirn)

Beschr.: fettige Haut
zahlreiche Komedonen, vereinzelte Pusteln

Auch diese Morphe paßt sehr gut zu

SELEN

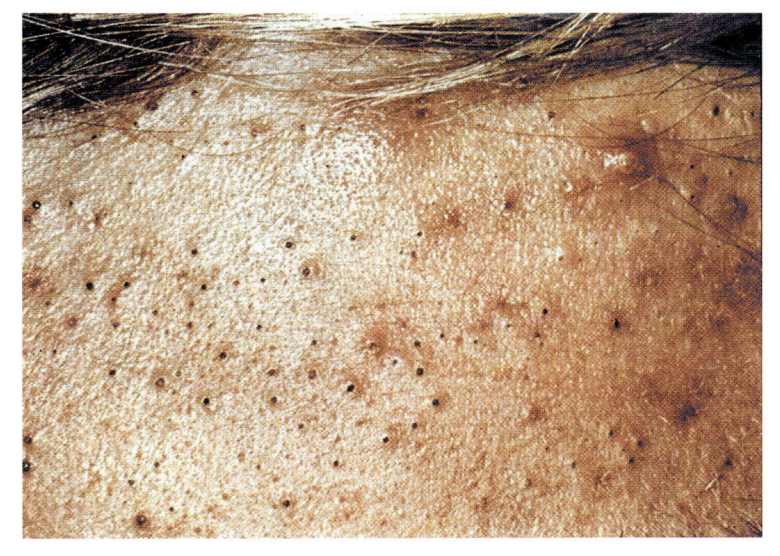

Die fettige Haut und die vielen Komedonen lassen auch denken an:

DD NATRIUM MURIATICUM

hat besonders eine fettige Stirn und Augenpartie, während das übrige Gesicht eher trocken ist. Stirn und Augenpartie sind auch oft sehr weiß.
Toxikologisch ist die sog. "Chlor-Akne" eine Komedonen-Akne. Sie entsteht beim Umgang mit chlorierten Kohlenwasserstoffen.

CALCIUM CARBONICUM

THUJA

TUBERCULINUM   s. Kent-Rubriken II 91 und II 100)

4) EITERPUSTEL - AKNE

Beschr.:
sehr entzündliche, eitrige Pusteln

Diese Form paßt gut zu

HEPAR SULFURIS

Der Menschentyp ist oft verfroren, sehr zugempfindlich,
evtl. reizbar u. heftig.

DD: CALC.SULF., EUGENIA, MERC.SOL.

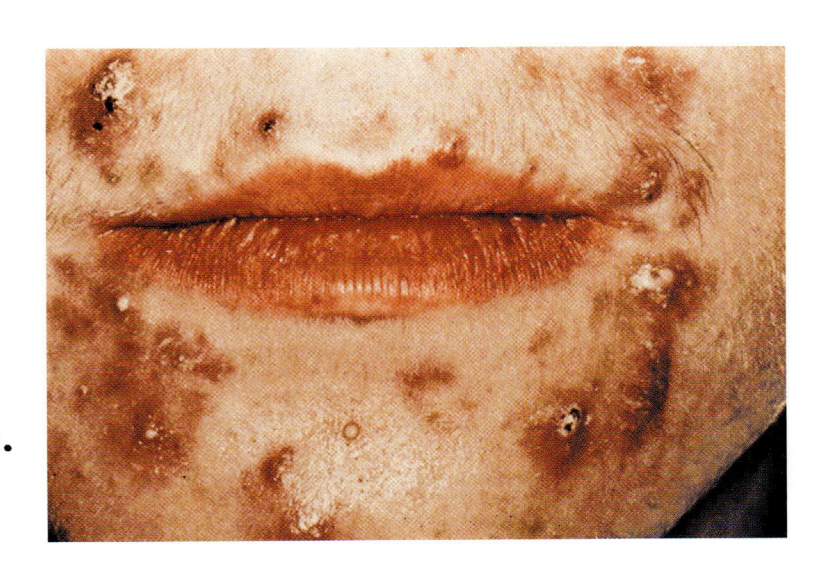

5 GROSSPORIGE HAUT

Beschr.: Akne mit Pusteln und Komedonen
teilweise entzündete Umgebung
ölige Haut
relativ große Poren

(generell geht die Akne mit erweiterten Poren einher, diese hier sind jedoch besonders groß.)

Die fettige Haut und die großen Poren

sind besonders typisch für:

THUJA

oder

MEDORRHINUM

(siehe auch S. 111)

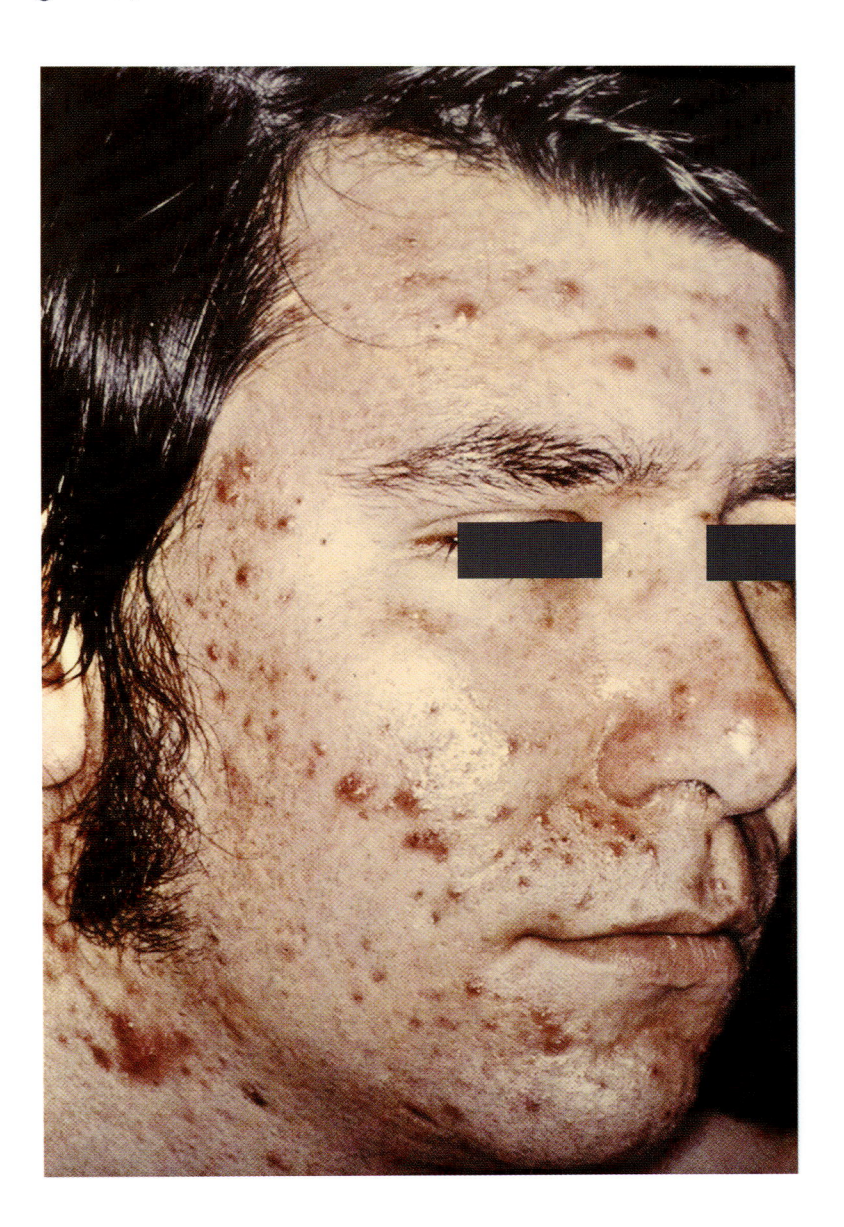

THUJA (Lebensbaum)

unangenehmer Körpergeruch, besonders im Genitalbereich
Nägel rissig und brüchig. Krümelige, weiche Nägel, Leberflecken
Orangenhaut, fettig ölige Haut; eher trockene Haare
oft deutlich asymmetrische Augenpartie; Breite Hüften, dicklich
auf der Nase variköse Erweiterungen der feinsten Hautvenen

hastig, ungeduldig. Gefühl, er/sie habe etwas Lebendiges im Bauch, oder die Knochen seien aus Glas usw.

THUJA Fortsetz.

Über alles und nichts aufgebracht und erwartet nur das Schlimmste.
Neigung zu Urethritiden, Gonorrhoe, Zystitiden,
    spitzen Feigwarzen, weichen Warzen, Blumenkohlgewächsen.
Folgen von zu reichlich eiweißhaltiger Nahrung oder Impfungen.
(Familiär gehäuftes Auftreten von Diabetes und Rheuma.

Mod.: < feuchtes Wetter, Kälte, aber auch Bettwärme
        Tee

       > Frottieren, Druck, Ausstrecken der Glieder.

SPITZE KONDYLOME (FEIGWARZEN)

wie sie für Medorrhinum und Thuja typisch sind.

Weitere Mittel dafür: Nit-ac, Sabina, Nat-sulf.
(siehe Köhler Band II, Seite 76)

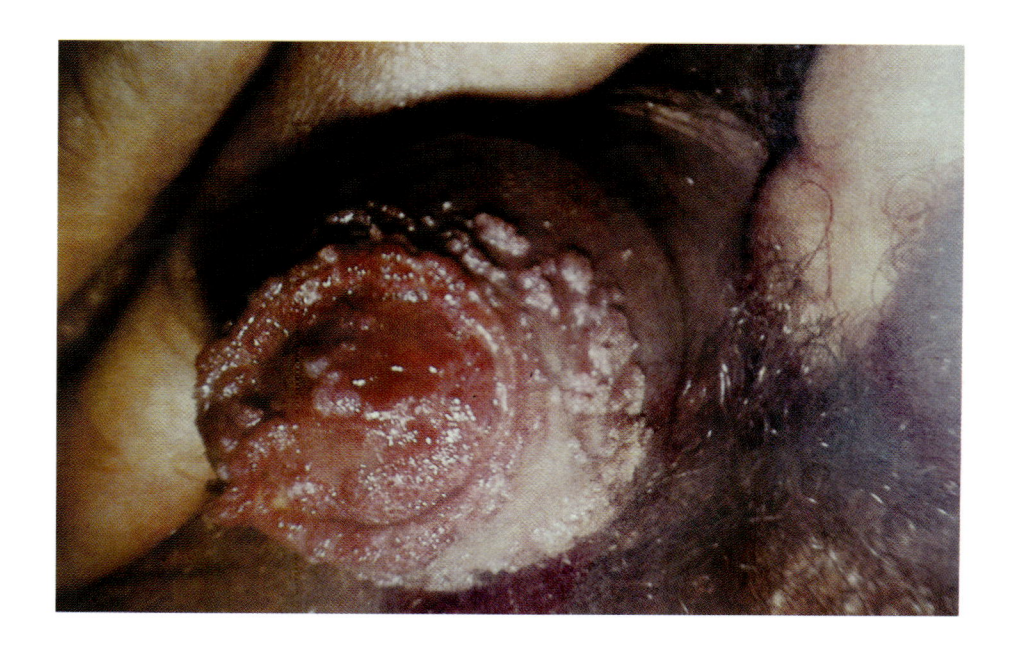

Von solchen Kondylomen rührt HAHNEMANN's Begriff der
    "FEIGWARZEN-KRANKHEIT" = SYKOSIS.

MEDORRHINUM

Genitalbereich riecht wie Fischlake

Haut VERDICKT und GROSSPORIG

Unruhig, hastig, macht alles in Eile.
verliert den Faden beim Sprechen, vergißt die Worte; vergißt überhaupt alles. Angst vor einem Unglück

Großspuriges, angeberisches Auftreten; Verlangen Alkohol

Mod.: < Kälte (Besonders trockene, aber auch feuchte Kälte)
  während eines Gewitters
  vormittags
  im Gebirge

> an der See (Aber auch Verschlechterung am Meer möglich)
  feuchtes Wetter (aber naßkalt <)
  Bauchlage, Knie-Ellbogen-Lage
  abends, nachts (Medorr. sind ausgesprochene Nachtmenschen)

5a POREN-VERGLEICH

unteres Foto:

deutlich vergröberte Hautporen

typisch für

MEDORRHINUM

und

THUJA

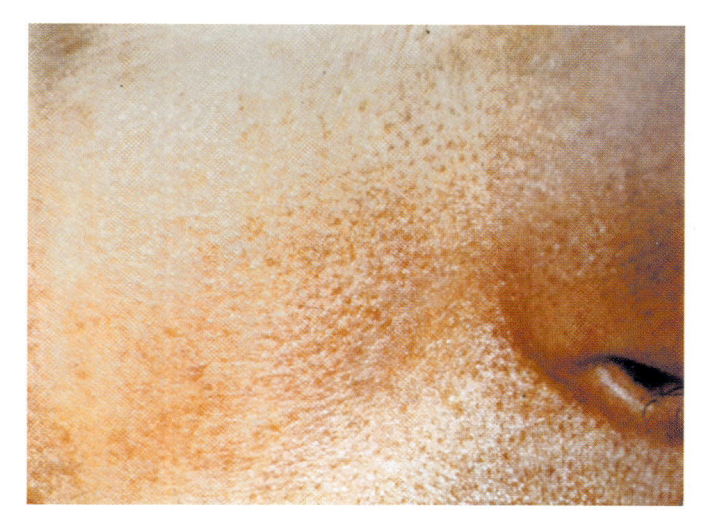

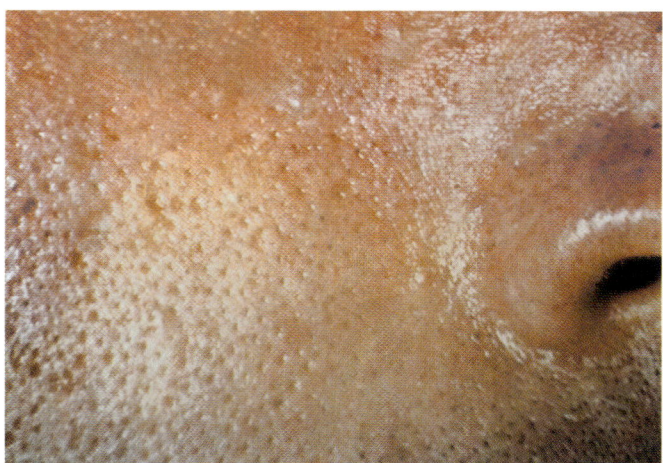

6 PUSTEL-AKNE

Beschr.: Zahlreiche Pusteln
mit weißen Spitzen

Lokalisation bes.
Stirn und um d. Mund.

Rundliches blasses
Gesicht.

Die eitrigen Pusteln passen
sehr gut zu

HEPAR SULFURIS

Zu denken wäre unter anderem noch an

CALCIUM CARBONICUM

(Calc. carb ist träger, verstopfter, friedlicher, saure Schweiße.
Hepar sulfuris ist heftiger, gereizter und auffallend zugempfindlich.)

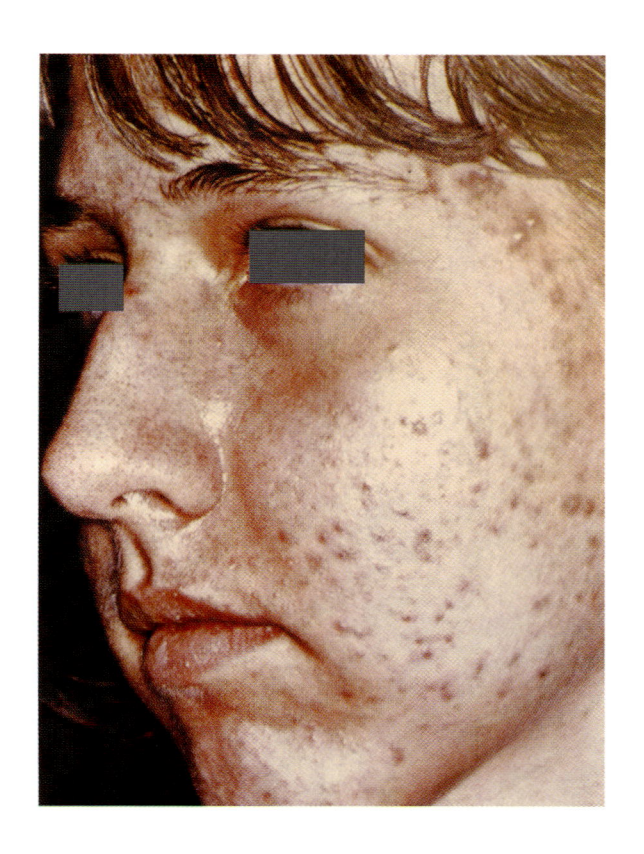

7 AKNE ohne besondere Morphe

Beschr.: kleine Pusteln bes. an
Wange und Kinn
(Stirn nicht zu sehen)

Diese Morrphe könnte zu vielen
Mitteln passen und ist für sich
gesehen wenig hinweisend.

Der Gesamteindruck jedoch passt zu

PULSATILLA

Kennzeichnend: die vollen Lippen,
der sanfte Gesichtsausdruck,
die weichen Gesichtszüge.

Die Pulsatilla-Akne wird schlechter

um die Menses
durch Schweinefleisch

Neigung zu Zyklusstörungen (verspätet, ausbleibend, wechselnd in jeder Hinsicht)

Häufig Venostase in den Beinen.

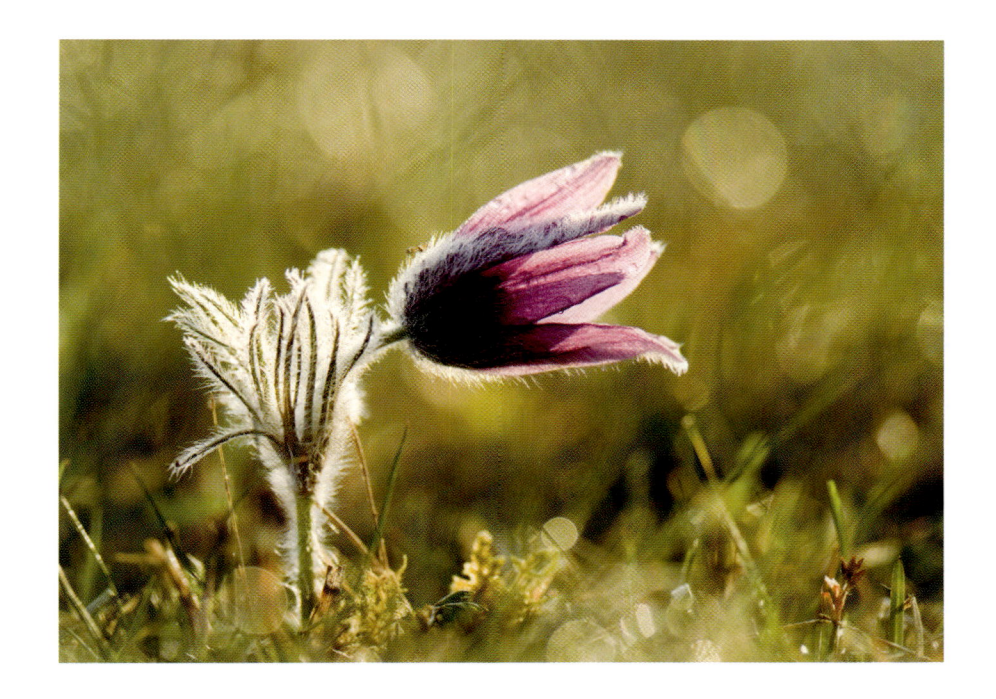

PULSATILLA

(=Küchenschelle)

|8| **AKNE (schwach ausgeprägt, wenig charakteristisch)**

Auch diese Morphe ist wenig deutlich.

Gelegentlich sprechen diese Aknen (schwach ausgeprägt, Lokalisation im "Bartbereich") gut auf

|SEPIA| an.

(Allerdings paßt dazu bei diesem Foto die Form der Nase nicht ; Sepia hat eher spitzere Nasen)

U. a. wäre auch wieder an PULSATILLA zu denken.
GRAPHITES, ANT. CRUD, CALC.C

TUBERCULINUM
    wichtiges Mittel für Akne im Bereich wo sich ein Bart erstrecken würde.

Tuberculinum Koch:
    eher mager, sehr ruhelos

Tuberculinum Bovinum:
    eher dicker

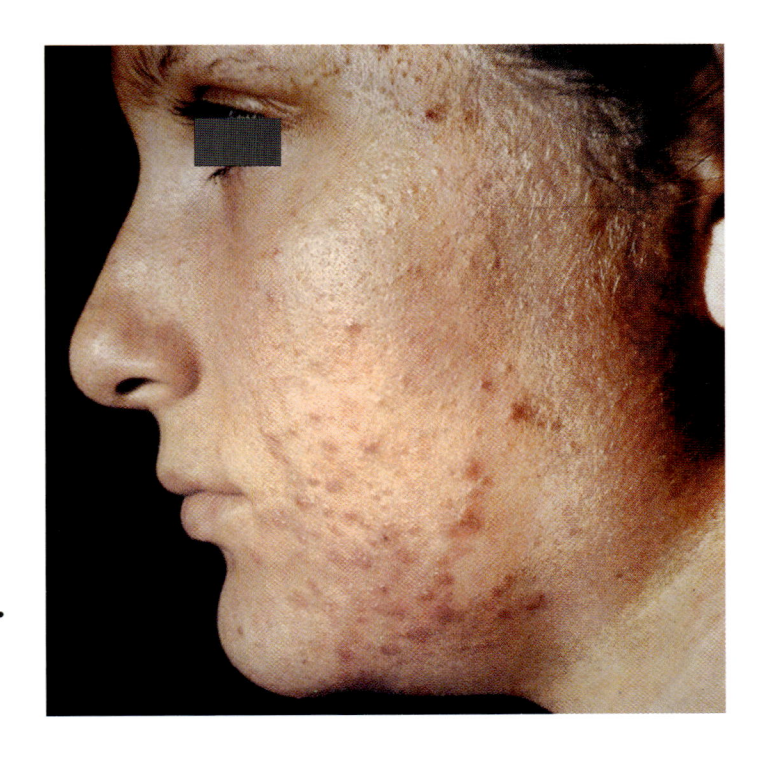

KNOTIGE AKNE-FORMEN

(s. Köhler Bd. II S. 49)

Aus der Toxikologie ist bekannt, daß die Halogene Chlor, Brom und Jod knotige Aknepusteln erzeugen können.

9 BROM-AKNE (toxikologisch)

Diese Akne trat auf nach Einnahme eines Brom-haltigen Sedativums über einige Monate.

Beschr.:

bräunliche Knoten vorwiegend am Kinn
eitrige Pusteln
wenig Komedonen.

BROMUM:

homöopathisch gebraucht für:

dickere Menschen

hellhäutig, blond, blaue Augen

Voisin: "ein Hauptmittel für dicke Menschen mit Akne"

Akne und allgemein:

> Meer

(deutliche Besserung am Meer)

Akne an: Gesicht, Rücken, Oberarme, Schultern

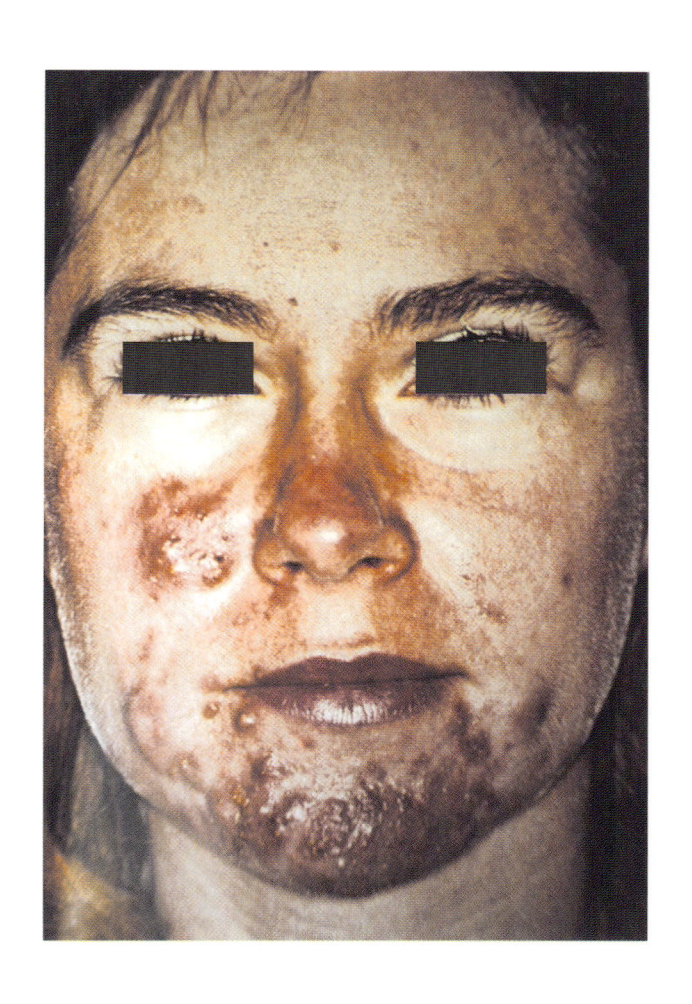

| 10 | **ACNE CONGLOBATA**

Beschr.: verschiedenste entzündliche Effloreszenzen,
vereinzelte Narben
abscedierende Fistelgänge
Farbe der Knoten bläulich-rot
Lokalisation: um die Nase, Kinn, Stirn

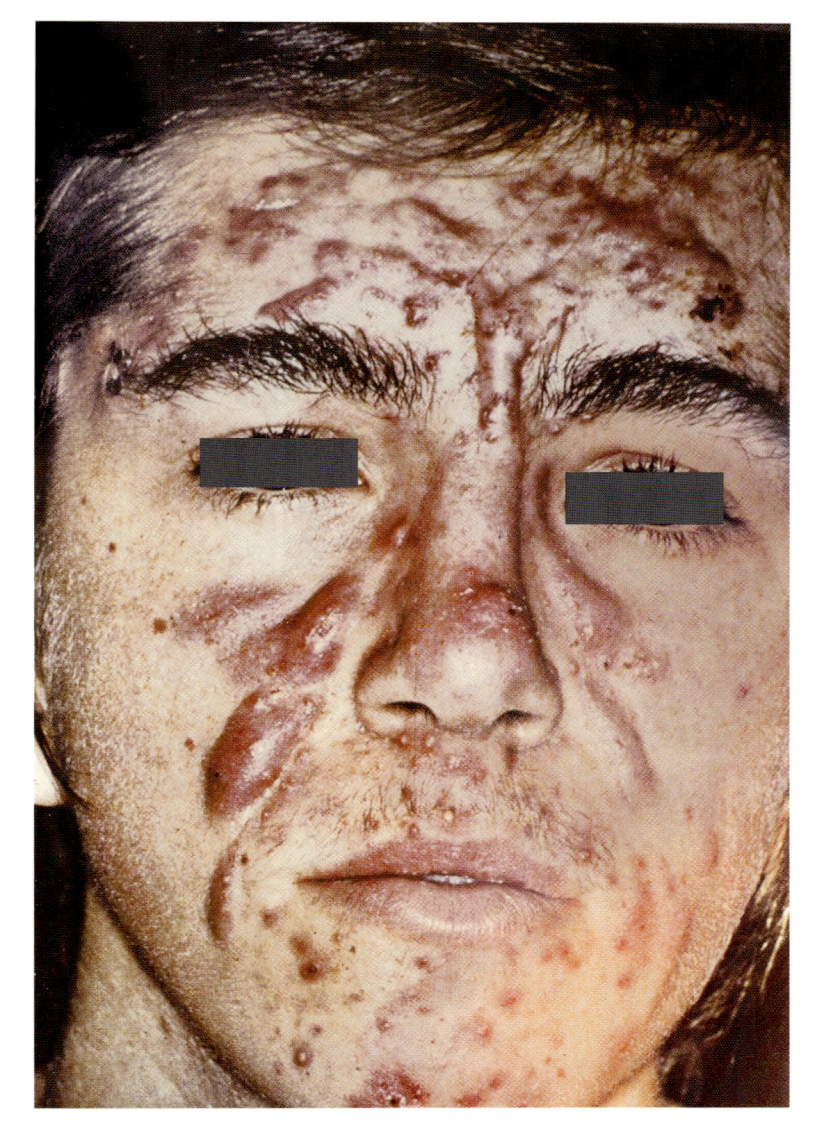

Die violette Farbe
   und die
knotige Form

lassen z.B. denken an:

| KALIUM BROMATUM |

typisch für Kalium brom.:

Bevorzugung von Nase
und Kinn-Mund-Dreieck
   (nach Zimmermann)

livide oder bräunliche
   Knoten

Knoten oft juckend

Akne auch an Rücken
   und Brust, Schultern

Evtl. dicklich
unruhige Hände (spielen
   immer mit etwas oder
   trommeln auf den Tisch)

Mod.:
   $<$ um die Periode
      Hitze

Boericke:"beleibte junge
   Leute mit rauhen Manie-
   ren; bläulich-rot, Pu-
   steln an Gesicht, Brust, Schultern"

Des weiteren käme z.B noch in Frage:

DD.: ARSENICUM JODATTUM   harte, bräunliche oder violette (Boericke)
                           Knoten
                           magere unruhige Menschen
                              $<$ Frühling

     SULFUR JODATUM   Eiternde harte Knoten
                           lebhafte Jugendliche mit tuberculöser Belastung
                           vertragen keine Sonne

(weitere Mittel und Differenzierungen siehe Köhler II S.49)

11 ACNE CONGLOBATA

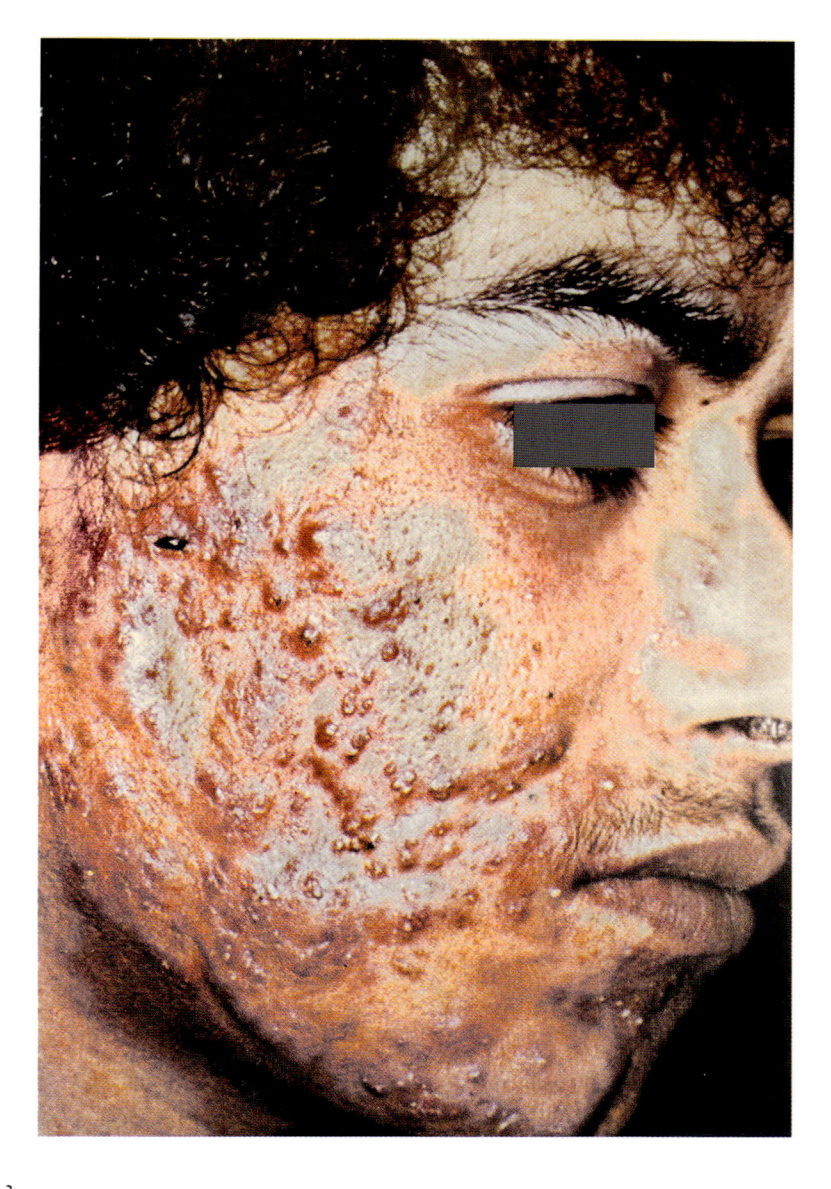

Beschr.:

rot-braune
Papeln und Pusteln,
knotig verdickt

insgesamt bräunlicher
Teint

Der bräunliche Teint läßt vorwiegend denken an:

SEPIA

oder

JOD u. JODSALZE

Typisch für Jodum:

braunrote Papel mit zentraler Pustel, knotig

dunkler Teint

mager bei gutem Appetit, oder sogar Heißhunger

ständiges Hitzegefühl

viele Schweiße u. viel Durst

lebhaft, heftig, hyperthyreod

Mod.: < Meer (wie Sepia)   > Bewegung
       Hitze, Sonne   frische Luft
       morgens   Essen

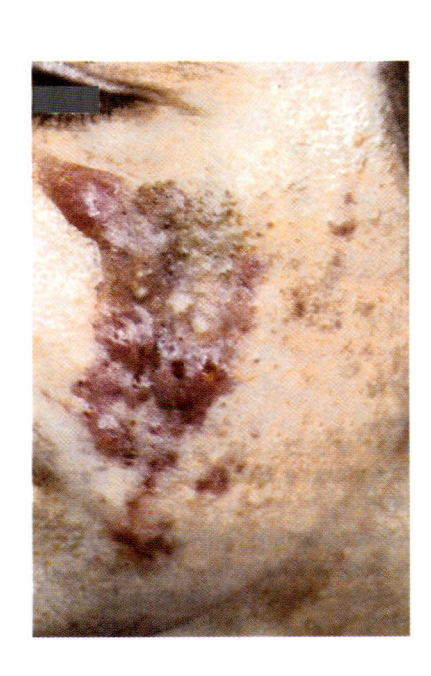

12 ACNE CONGLOBATA mit HARTEN NARBEN

Beschr.: blau-rote Knoten
Komedonenreiche harte graue Narben

Diese Morphe paßt beispielsweise zu:

KALIUM BROMATUM

typisch für Kalium bromatum:
bräunliche oder livide, harte,
juckende Knoten und Narben.

(weitere Mittel s. Köhler S. 50/51)

| 12 a | PYODERMA FACIALE

Beschr.:
   einige entzündliche Knoten und dicke Eiter-Pusteln, teilweise abszedierend

Bemerkung
   Die Pyodermie ist eine Variante der Acne conglobata.

   Sie überfällt plötzlich jüngere Frauen.

   Der Explosion geht fast immer eine massive Seborrhoe voraus.

   Als Auslöser werden schwere emotionale Streßsituationen diskutiert.

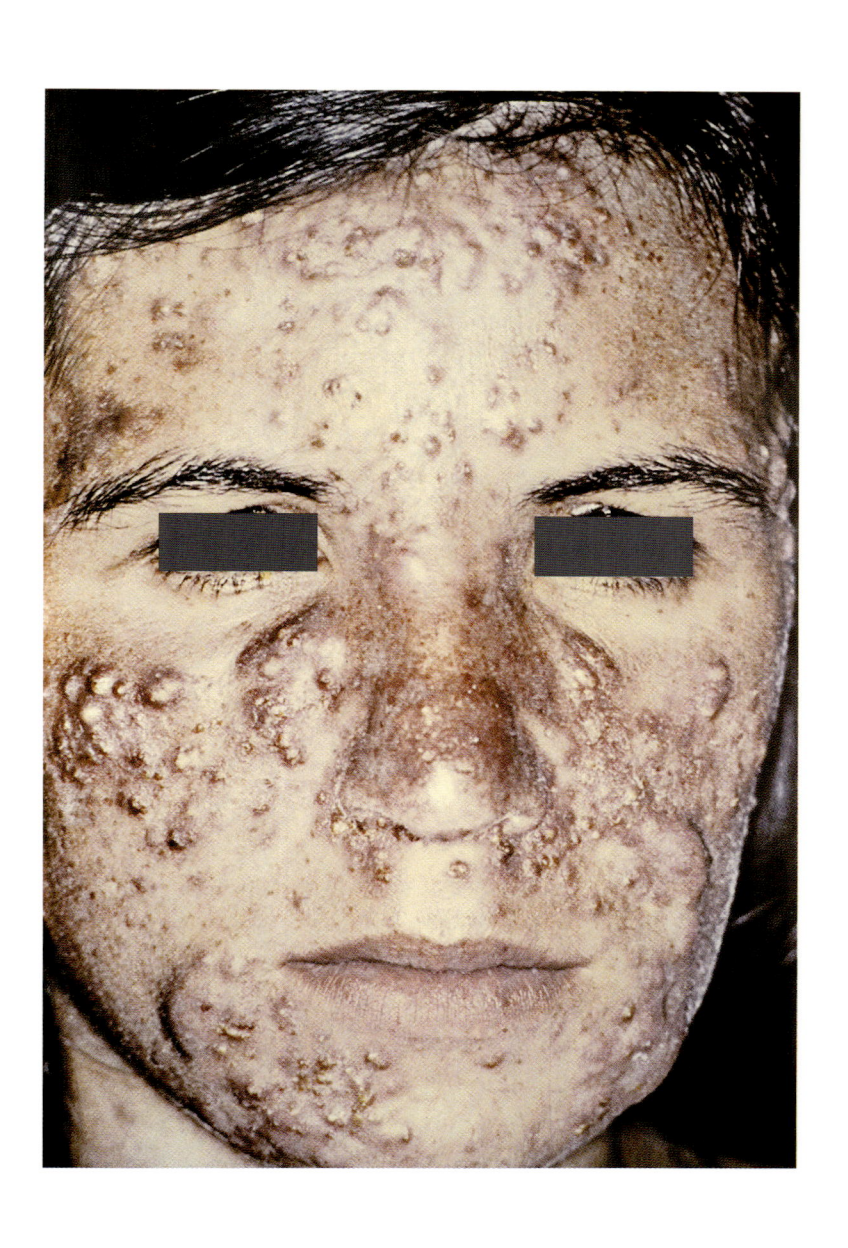

Die Seborrhoe, die knotige Form und psychische Belastung als Causa lassen hier denken an

| NATRIUM MURIATICUM |

(Nat.-mur. enthält ja Chlor, das zu den Halogenen gehört und Acne conglobata - Formen hervorrufen kann.)

13) AKNE mit VERHÄRTUNG und NARBEN

Beschr.:

Pusteln unterschied-schiedlicher Entzünd-lichkeit.

braun-rötliche Farbe

Lokalisation Stirn u. Wange; das Nase-Kinn-Mund-Dreieck ist ausgespart.

induriertes Gewebe und multiple Narben

Die Morphe läßt keine eindeutige Zuordnung zu.
Die verschiedensten Mittel kommen infrage.
Das magere schmale Gesicht, Der Gesichtsausdruck und die weißliche Gesichtshaut lassen z.B. denken an :

NATRIUM MURIATICUM

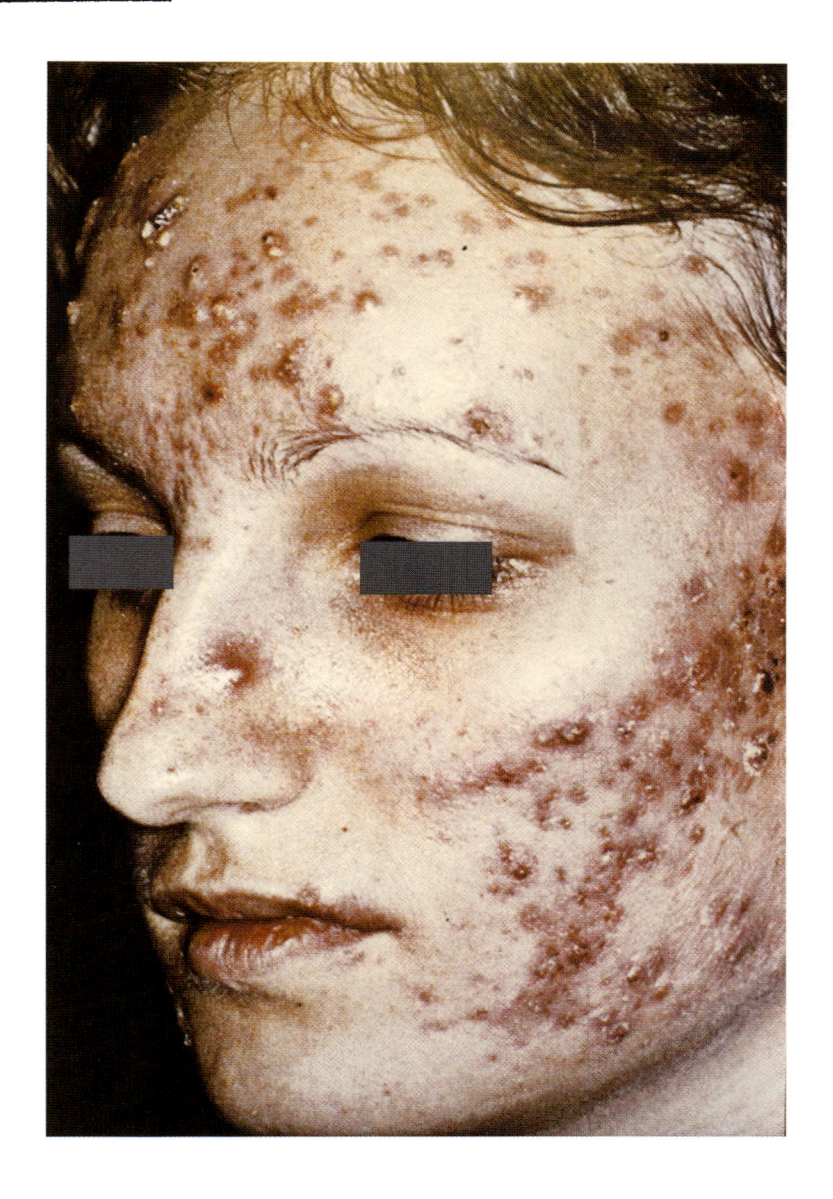

DD: Weitere Mittel siehe Köhler S.50/51

AKNE NACH MEDIKAMENTEN- ODER KOSMETIKA - ABUSUS

14 AKNE bei einem SÄUGLING

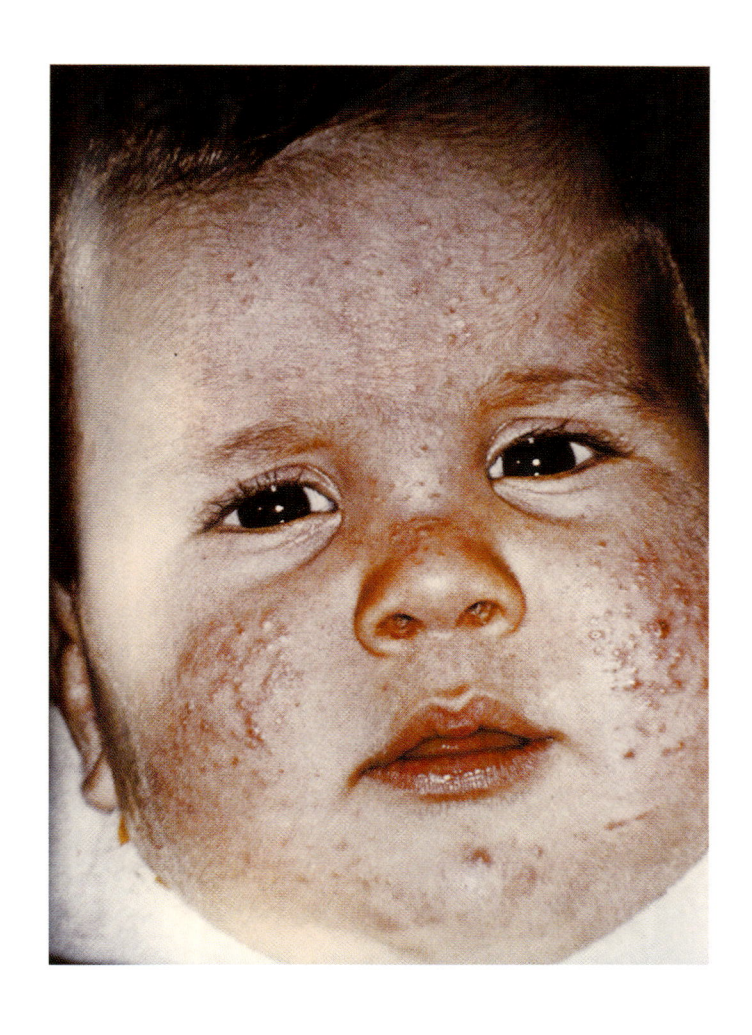

Beschr.:
   kleine Pusteln an Wange und Stirn

(Diese Akne trat nach intensiver Anwendung verschied. Gesichtswässer bei dem Säugling auf, als Ausdruck einer darausfolgenden Störung des natürlichen Hautmilieus.)

Bei Akne als Folge von Kosmetika-Abusus bewährten sich besonders

NUX VOMICA

   und

BOVISTA

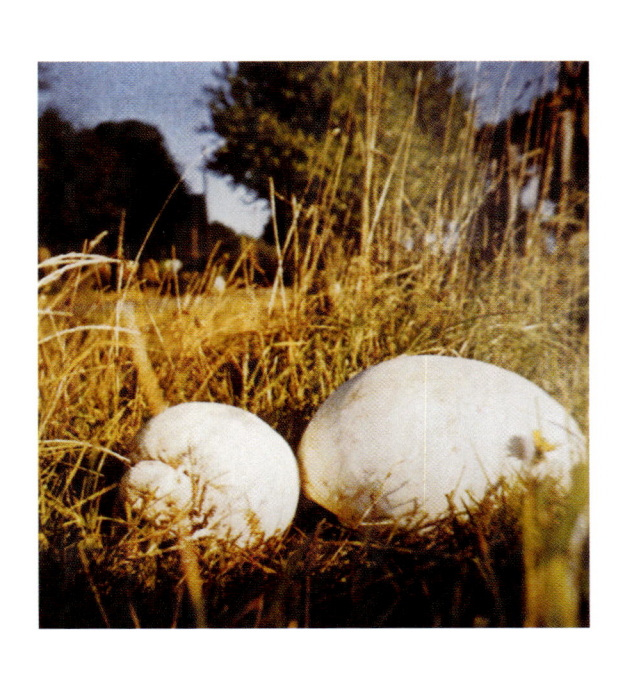

BOVISTA
   = Riesen-Bovist

Modalitäten in der Homöopathie:
   ∠ Sommer (= auffallend!)
   nach Baden

(Merkhilfe: Boviste wachsen im Sommer und Baden bekommt ihnen schlecht.)

Menstruationsprobleme, Dysmennorrhoe

|15| ACNE ROSACEA (noch schwach ausgeprägt)

Beschr.:

zahlreiche kleine Pusteln
fast über das ganze Gesicht verstreut mit Ausnahme der Wangen.

Wichtig:
Der Befall der Unterlider zeigt, daß es sich bereits um eine Rosacea handelt
(an den Lidern gibt es keine Akne.)

Der Gesamteindruck läßt z.B. denken an:

SULFUR

(Es gibt die blassen und die rotgesichtigen Sulfuriker.)

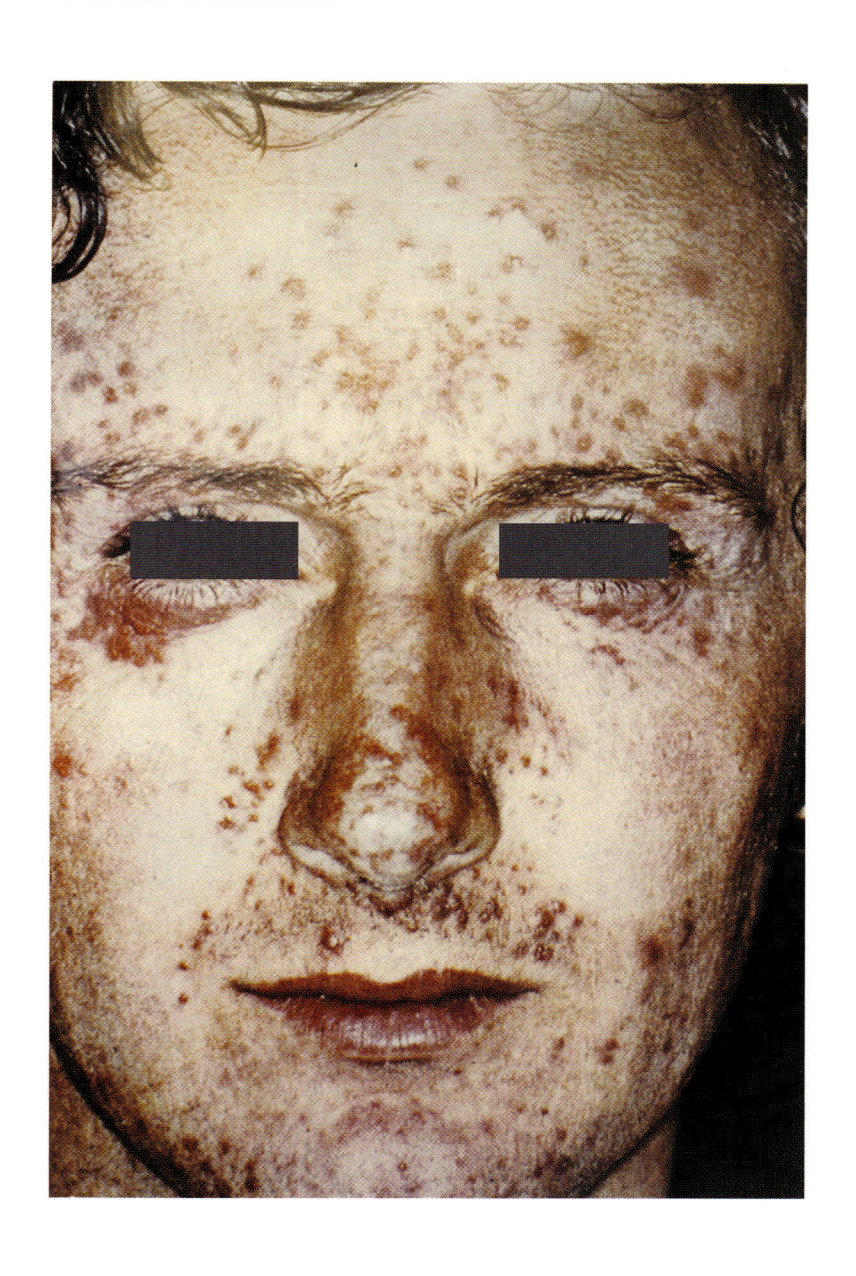

Eine genaue Mittelwahl ist auch hier jedoch nur anhand der Gesamtsymptomatik möglich.
Siehe auch das Kapitel ROSACEA Köhler II S. 52.

| 15 a | ROSACEA mit RHINOPHYM

> Beschr.: erweiterte Poren
> Knollennase
> wenig Papeln oder Pusteln
> wenig entzündliche Röte
> keine bläuliche Verfärbung

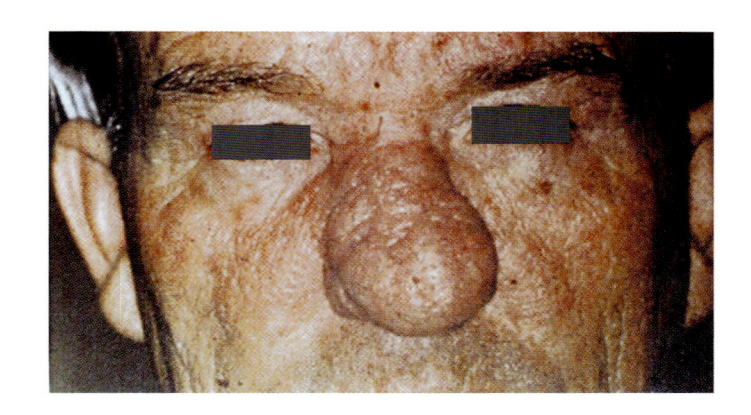

Die 3 Hauptmittel für RHINOPHYM: AURUM, LACHESIS, CALC. SILIC.

Dieses, an entzündl. oder eitrigen Effloreszenzen arme Bild, gekennzeichnet durch ein dickes Rhinophym, läßt besonders denken an

| AURUM |

DD: LACHESIS   hat mehr livide Röte!

CALCAREA SILICATA

> Hat auch eher bläuliche Röte und mehr eitrige Pusteln!

|16| STEROID-ROSACEA

Beschr.:

entzündlich gerötetes Gesicht, erweiterte Hautgefäße, Pusteln.

Bemerkung:

diese Rosacea trat erst auf, nachdem die Patientin einige Monate lang eine Cortison-Salbe verwendet hatte (zur Bekämpfung diskreter Hauterscheinungen)

Die daraus resultierende Abwehrschwäche gegen Bakterien und die Gefäßschädigung führten zur typischen Steroid-Rosacea.

Die Morphe paßt gut zu:

| CALCAREA SILICATA |

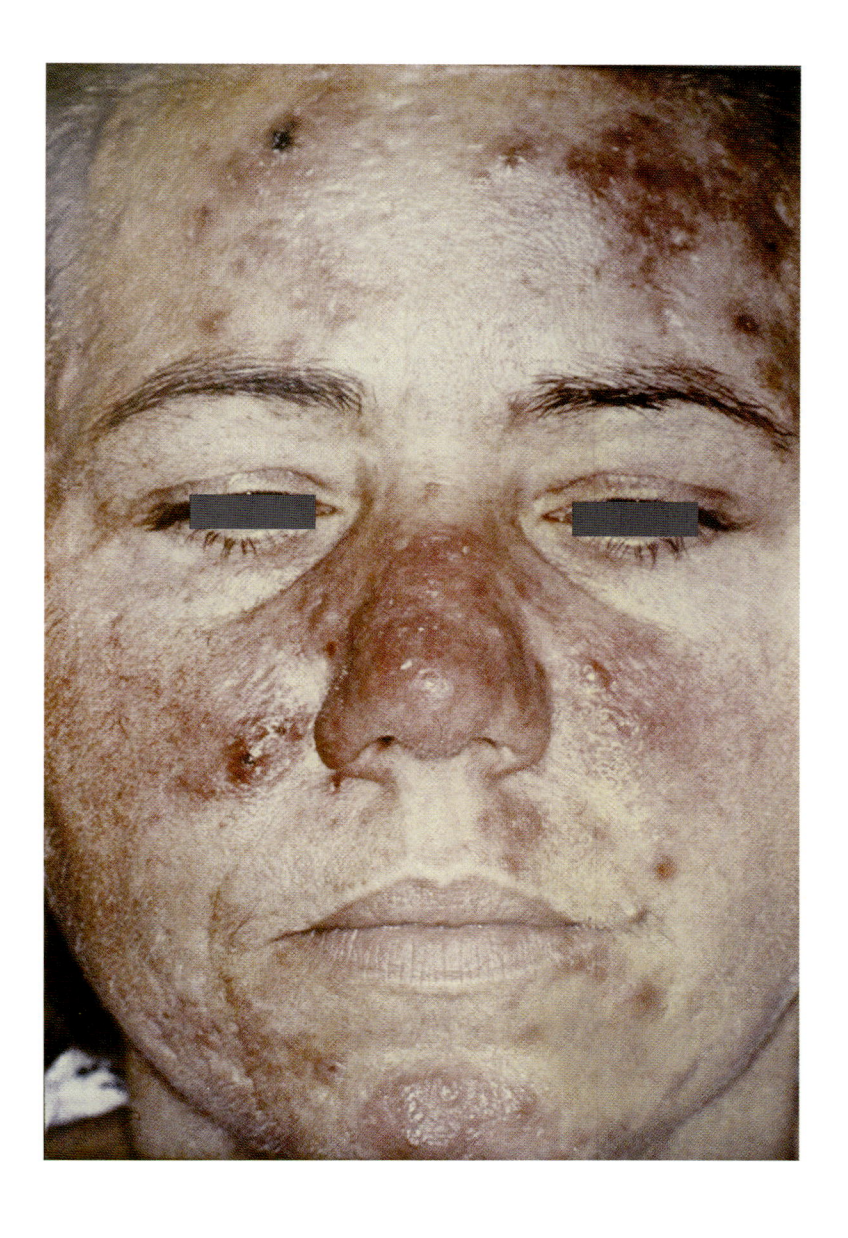

Für die homöopathische Mittelfindung ist die Causa sehr wichtig.
Folge von Arzneimittel-Abusus läßt denken an:

| NUX VOMICA | | SULFUR |

| BOVISTA |

Die Morphe läßt hier in diesem schweren Verlauf jedoch eher denken an

| CALCAREA SILICATA | bläuliche Röte , Akne mit roten Pusteln
Rosacea, evtl mit Übergang zum Rhinophym
(bes. Lokalisation an Nase und Nasenspitze)
Jucken und Brennen
frostig mit kalter Haut.,kalter Fußschweiß
geringes Selbstbewußtsein.
Stuhlverstopfung
brüchige Fingernägel, eingewachsene Zehnägel

17 "SCHMETTERLINGS"- ROSACEA

Beschr.: Venektasien und Pusteln über beide
Wangen symmetrisch und Jochbogen (wie
Schmetterlingsflügel)
rotviolette Farbe
beginnendes Rhinophym

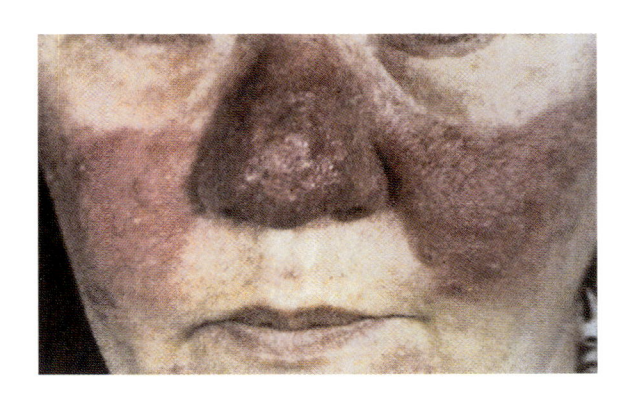

Diese Morphe passt besonders gut zu

ARNICA

Typisch für Arnica:

Vollblütige stämmige Frauen, mit Venektasien
Schmetterlings-Rosacea
reichliche hellrote Periodenblutung

DD: Eine ähnliche Farbe findet sich auch noch bei

CARBO ANIMALIS, CALCAREA SILICATA und LACHESIS

Differenzierung siehe Köhler Bd. II S. 52

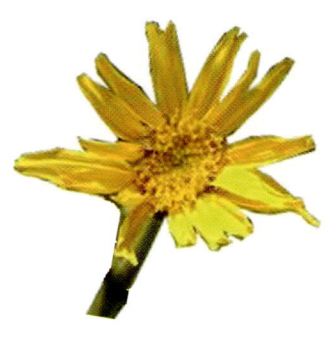

ERKRANKUNGEN MIT VIREN, BAKTERIEN UND PILZEN

- IMPETIGO CONTAGIOSA
- PYTIRIASIS VERSICOLOR
- FUSSMYKOSEN
- WINDELDERMATITIS
- TRICHOPHYTIE

Impetigo contagiosa

Die Primäreffloreszenz der Impetigo ist das Bläschen, das mit seröser Flüssigkeit gefüllt ist (Erreger sind Bakterien = Staphylokokken oder Streptokokken). Die Bläschen werden bald eitrig, platzen und bilden Krusten. (Bei den Streptokokken an IMPETIGO NEPHRITIS denken! URIN-KONTROLLE!) Auch hier sind wiederum für die Arzneifindung die einzelnen Stadien zu berücksichtigen:

    Für das Bläschen-Stadium: RHUS TOX., DULCAMARA, VIOLA TRICOLOR, PSORINUM

    Für das Krusten-Stadium: HEPAR SULFURIS, MEZEREUM, GRAPHITES, ANTIMONIUM CRUDUM

Vergl. Köhler II S. 45/46 !)

1 IMPETIGO CONTAGIOSA

    Beschr.: geplatzte Bläschen, honiggelbe Krusten wenig entzündlicher Untergrund

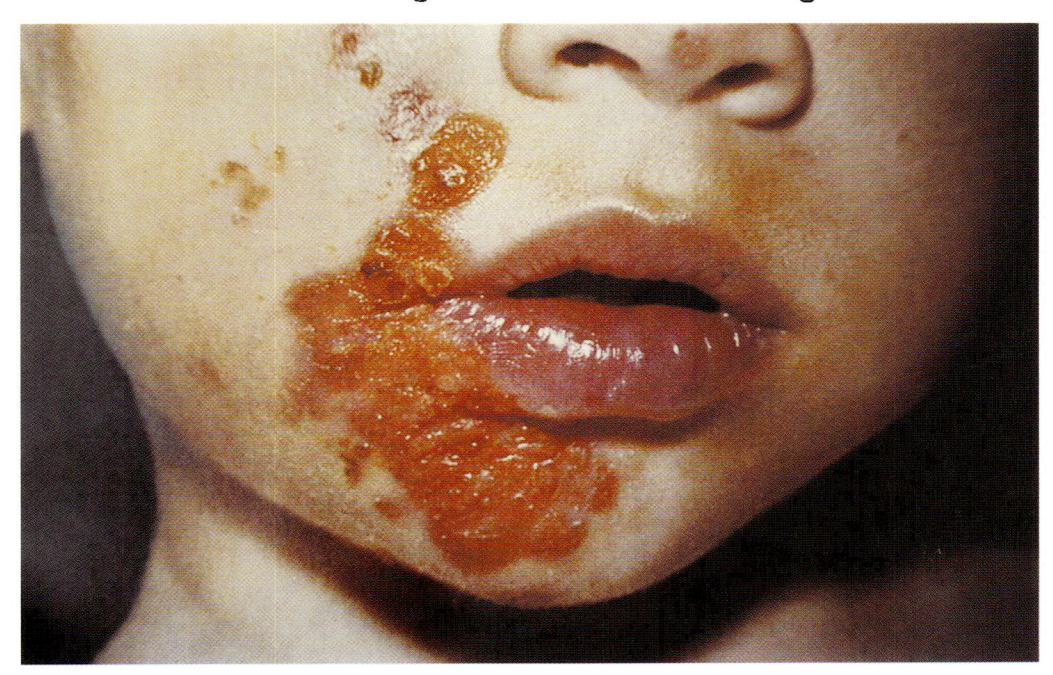

Die Lokalisation, aber besonders die HONIGARTIGEN KRUSTEN sind typisch für

    | GRAPHITES |

DD: ANTIMONIUM CRUDUM   Lokalisation und Morphe passen auch dazu. Mürrische Kinder, oft dick; weiße Zunge. Impetigo juckt sehr stark < Wärme

② IMPETIGO CONTAGIOSA (schmierige Krusten)

Beschr.: schmierig eitrige Krusten, unter denen gelbes Sekret hervorsickert.
entzündlich geröteter Untergrund,
schwärzliche Krusten auf kleinen Erosionen.

Diese Morphe paßt sehr gut zu

MEZEREUM

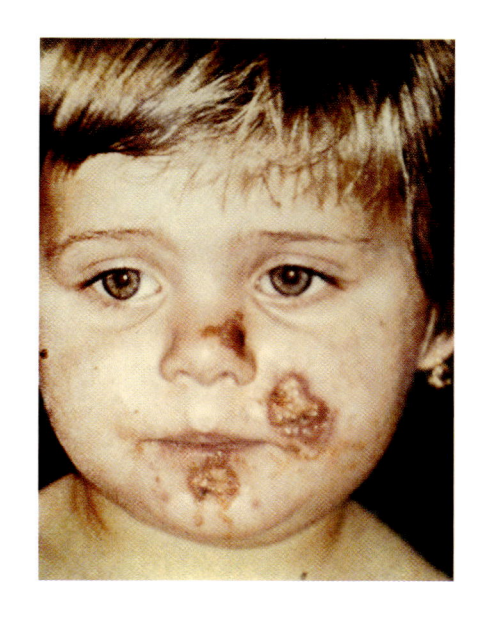

MEZEREUM	dicke Borken oder schmierige Krusten, unter denen eitriges Sekret hervorsickert. Oft schmerzhafte, kleine Ulcerationen evtl. Brennen und Jucken < Berührung, nachts, Wasser

DD:

HEPAR SULF.	Krustige Eiterung, eher STECHENDE Schmerzen als Jucken frostiger Patient, sehr zugempfindlich, übelriechende Schweiße.
(GRAPHITES)	Dicke eitrige Krusten, mit SCHRUNDEN und honigartigem Sekret (nicht so sehr entzündlich gerötet und nicht so schmierige Krusten) Oft träge, verstopfte, frostige Patienten
VIOLA TRICOLOR	Besonders Lokalisation an den Wangen. Neigung zu ekzematöser Reizung der Haut mit dicken, gelben Krusten und reichlich eitriger Absonderung. Jucken und Brennen < nachts Oft übelriechender Harn (wie Katzenurin), Skrofulöse Diathese
(ANTIMONIUM CR.)	Nicht so schmierige Krusten, sondern dicke zusammenhängende, gelbliche Krusten mit starkem Juckreiz < Wärme Mürrische, abweisende Leute. Magen-Darm-, oder Leberstörungen mit dick weiß belegter Zunge. Essen sehr viel; Verl. nach Saurem.

Vergleiche evtl. auch Kent → Impetigo: Ant-c., Ars., Calc., Cic., Con., Crot-t., Dulc., Graph., Hep., Kali-bi., Kreos., Lyc., Merc., Mez., Nit-ac., Rhus-t., Sep., Viol-t. (II 183)

Mykosen

Für die Behandlung der Mykosen scheint die Morphe -im Gegensatz zur Arzneifindung bei den anderen Hauterkrankungen- eine eher untergeordnete Rolle zu spielen. Das Terrain, also die Konstitution, ist für die Ansiedelung des Pilzes und damit auch für die Auswahl der Arznei entscheidend! Trotzdem seien im folgenden einige morphologische Kennzeichen erwähnt, die neben den konstitutionellen Kriterien eine Rolle spielen.

Eine mögliche CAUSA sollte auch hier berücksichtigt werden. Der Zusammenhang von Antibiotika-Therapie und anschließender Pilz-Erkrankung ist bekannt.
Z.B. kann ein Säugling allein dadurch schon einen Mundsoor bekommen, daß die Mutter die Brustwarzen zur Mastitis-Prophylaxe mit einer Antibiotika-Salbe behandelt. Diese geringen Antibiotika-Reste können die Mundflora des Säuglings, die ohnehin noch recht labil ist, empfindlich stören.

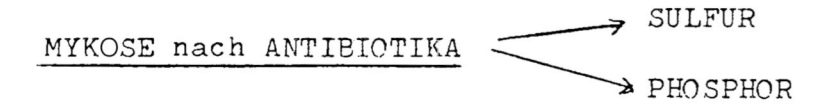

MYKOSE nach ANTIBIOTIKA → SULFUR
→ PHOSPHOR

Bei Candida-Infektionen, bes. bei Befall der Mundschleimhaut oder des Penis an DIABETES denken!!

BORAX D4/D6 ist oft hilfreich bei Mundsoor.

CANDIDA-BEFALL des DARMES

Physiologischerweise wird der Darm-Magen-Trakt in den ersten Lebensmonaten durch Candida albicans besiedelt. Das Wachstum dieses Pilzes bleibt normalerweise auf ein unschädliches Maß beschränkt. Störungen im Gleichgewicht können zu pathologischer Wachstums-Vermehrung der Candida im Darm führen. Dies hat häufig Durchfälle, Blähungen usw. zur Folge.

Schlüren u. a. empfehlen zur Therapie der Darm-Candida:

1) Weglassen von Fleisch, bes. jeglichen Schweinefleisches einschließlich Wurstprodukte, in der Ernährung.

2) jeden Tag 5 KNOBLAUCH-Zehen verspeisen
   (Variation zur Schonung aller Nasen in der Umgebung:
   ALLIUM SATIVUM D3 Tabletten 5 X 1 Tabl. /Tag)

ALLIUM SATIVUM

= Knoblauch

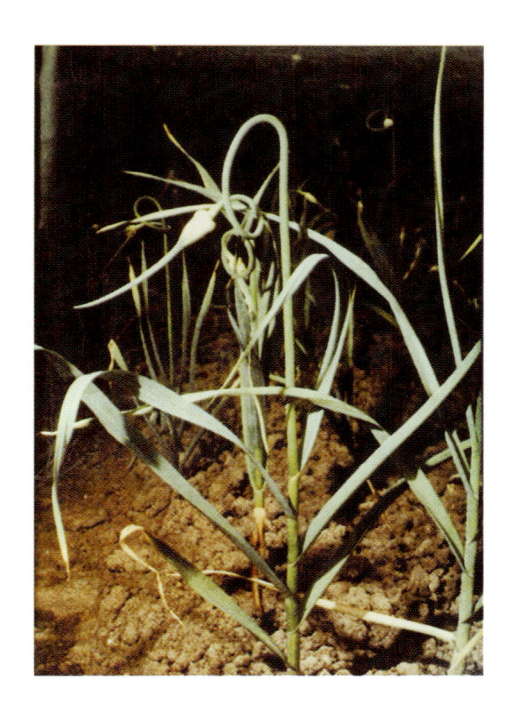

Allium Sativum enthält ein ätherisches Öl mit Alliin, das fermentativ abgebaut wird zu Allicin, das ANTIBAKTERIELL und ANTIMYKOTISCH wirksam ist.
Schon im Altertum machte man sich die darmdesinfizierende, fäulniswidrige und verdauungsfördernde Wirkung zunutze. In warmen Ländern wird es auch bei Wurmkrankheiten angewandt.

(Aus: "ALLGEMEINE UND SPEZIELLE KNOPHOLOGIE" Bd. IV)

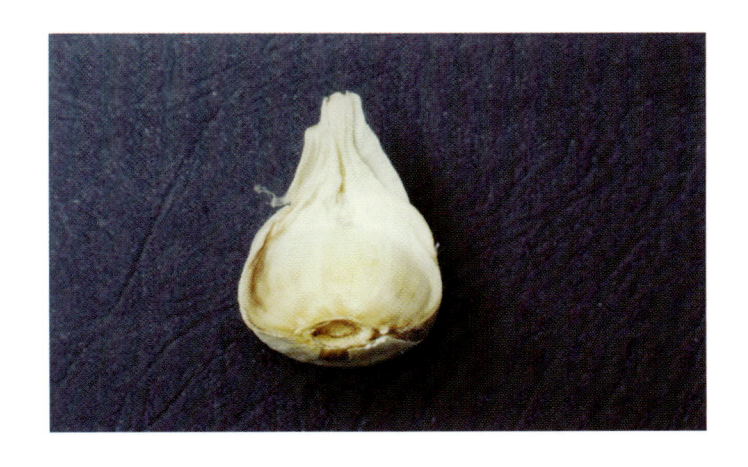

4. PITYRIASIS VERSICOLOR

(= Kleienflechte, Tinea versicolor
Erreger: Malassezia furfur,
gehört zur Anflugflora der Haut)

Beschr.: bräunliche Flecken
feine Schuppung

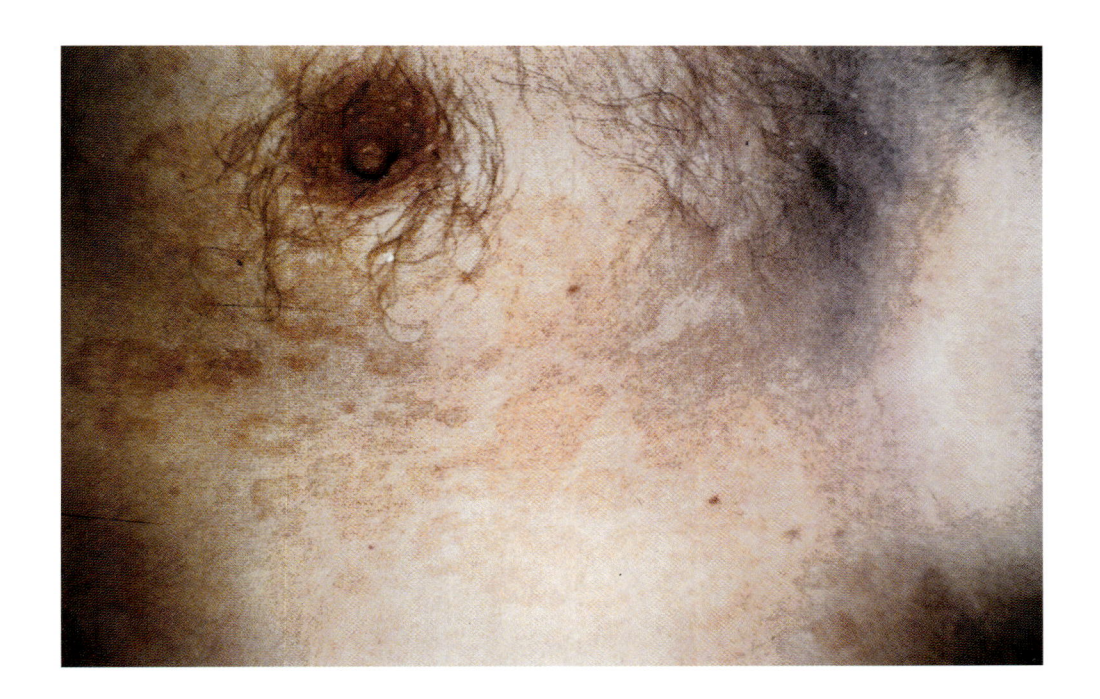

KÖHLER nennt als Hauptmittel für die **Pityriasis versicolor**

PHOSPHOR

Als nächst wichtige Mittel seien genannt:

SEPIA   NATRIUM MUR   SULFUR

Bei BOERICKE findet sich die Rubrik

TINEA VERSICOLOR
(Chromophytosis)

Bac. Chrysar. MEZ. NAT-ARS, SEP, Sul, Tellur.

(Boericke S. 287)

ZIMMERMANN erwähnt S. 195:

Bei der Pityriasis versicolor ist nach einer Grundkrankheitbehandlung zunächst die Konstitution zu beeinflussen, etwa mit Sulfur D 30, Psorinum D 30, Calcium carbonicum D 30 und evtl. Tuberculinum als Konstitutions- oder Umstimmungsmittel. Bei Juckreiz und einzelnen lokalen Manifestationen ist an folgende Mittel noch zu denken: Arsenicum album D 6 oder Kalium arsenicosum D 4 – D 6, Acidum fluoricum D 6 – D 12, die als Hauptmittel in Frage kommen.
Bei Juckreiz und bei entsprechender Symptomatik Dolichos pruriens D 3, Agaricus D 6, Rhus toxicodendron D 6 – D 30, Staphisagria D 3 und nicht zuletzt auch das bewährte Mezereum D 3 – D 6 – D 12.

W I N D E L - D E R M A T I T I S

(Köhler II S. 72)

5 WINDELDERMATITIS

Beschr.:

leuchtend roter Po
am Rand dicke, weiße
schuppige Herde

Diese Morphe paßt
besonders zu

MEDORRHINUM

Typisch für Medorrh.:

"rot wie ein Pavian-Po"
Rötung der Penisspitze
oft nässend

Kind schläft oft auf
dem Bauch oder in
Knie-Ellenbogen-Lage,
Gesäß in die Höhe
gestreckt

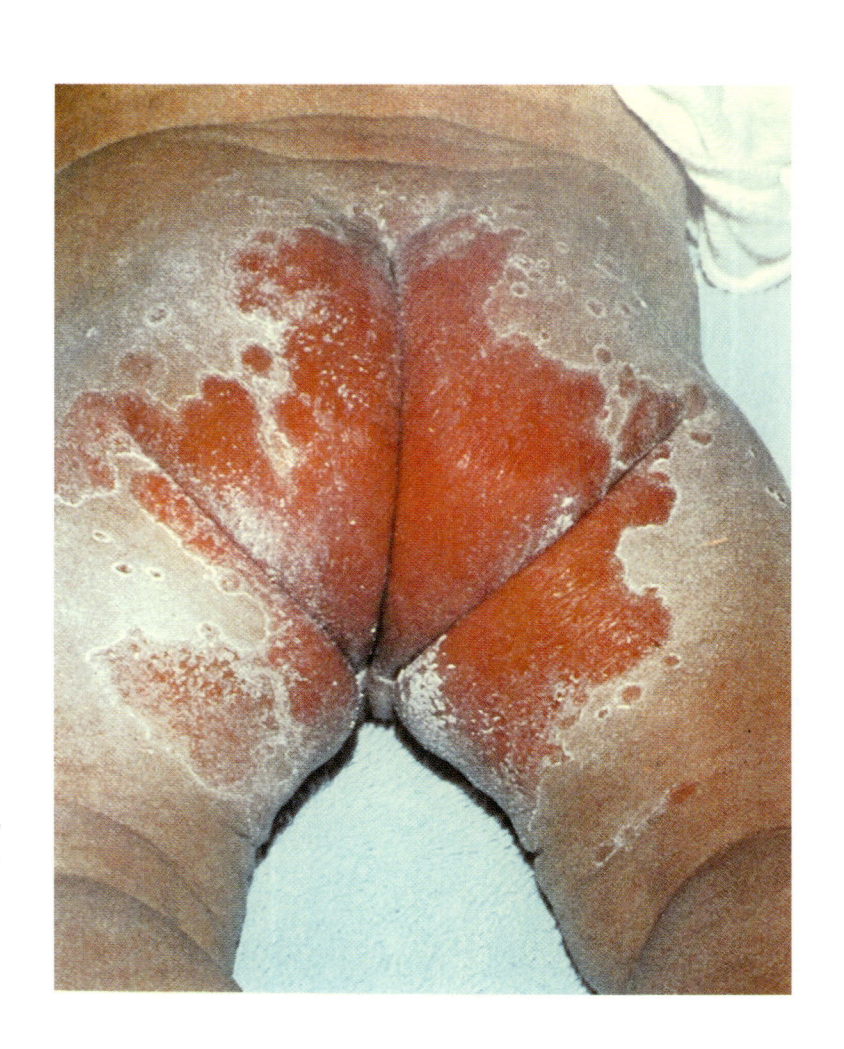

Wichtig:

keinerlei KAMILLEN-Bäder o. -Umschläge, denn die Candida mag gerne Kamille!
Äußere Anwendungen am besten mit CALENDULA.

MEDORRHINUM

SÄUGLING: hypotropher Säugling, bleich und mager (bei oft korpulenter Mutter)
extreme Unruhe, immer in Bewegung
schreit sehr viel, hochnehmen beruhigt immer nur für kurze Zeit. Erregung begleitet von reichlichem Schweiß.

ausgeprägte Ungeduld. Trinkt sehr hastig

Schlaf: schreckt beim geringsten Geräusch auf
liegt in Knie-Ellenbogen-Lage, den Kopf evtl ins Kissen gebohrt oder Kopfrollen
vor-und-zurück schaukeln

dicker gelber **Schnupfen**

Haut: Windeldermatitis,"rot wie ein Pavian-Po"
Urin macht wund
Die Haut wirkt generell unrein
gestielte Wärzchen

KINDESALTER: ständig in Bewegung, bringt nichts zuende, immer in Eile
morgens unausgeruht und unleidig, nachts hellwach und will spielen.
Angstträume

starkes NÄGELBEISSEN, sogar der Fußnägel!

ENURESIS

lange und intensives Daumen- oder Schnuller-Lutschen

RECHTSCHREIBSCHWÄCHE

rezidiv. Rhinopharyngitiden und Otitiden
rezidiv. Cystitiden

Warzen, gestielte Wärzchen ,Akne
seborrhoische und andere Ekzeme

spastische Bronchitiden, Asthma

Verlangen: Orangen, saures, grüne und unreife Früchte
salzig, süß , Eis, Alkohol

MODALITÄTEN   < morgens, tagsüber   > abends, nachts
naß-kaltes Wetter   Knie-Ellenbogen-Lage
Sturm
Meer (1-wertig) <—>   Meer (2-wertig)

6 WINDEL-DERMATITIS (nicht so hochrot)

Beschr.: mäßig entzündl. gerötet (kein Pavian-Po)
diffuse erhabene, weißlich schuppige Herde

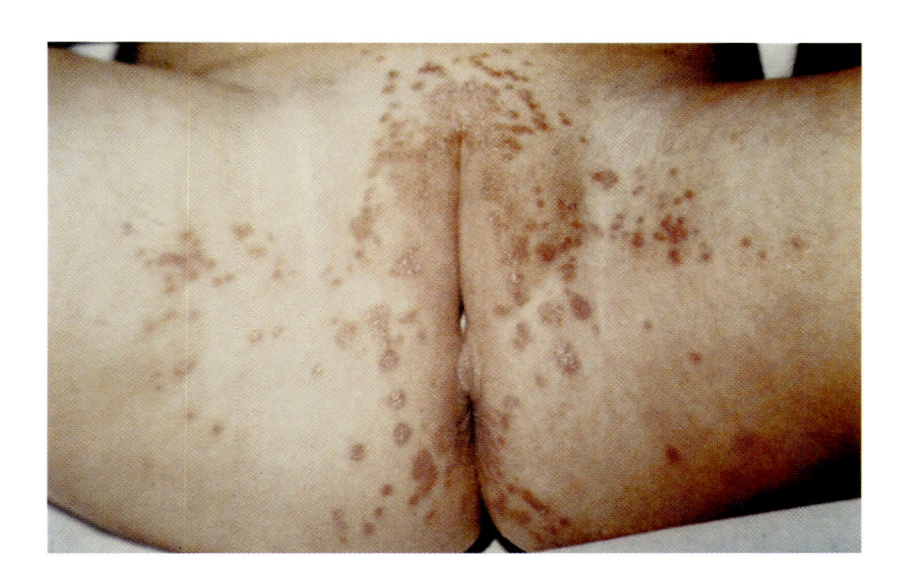

Die wichtigen Mittel hierfür sind:

ACID. BENZOICUM   THUJA   CHAMOMOLLA

ACID. BENZOICUM

Urin riecht stechend wie Ammoniak (=wie "Meister Proper")
wundmachender Urin (so scharf wie "Meister Proper")

CHAMOMILLA

Windeldermatitis besonders während der Zahnung
oft eine Backe (im Gesicht, nicht Po) rot, die andere
blaß und kalt.
Kind sehr unruhig, unleidlich, wollen dauernd auf
dem Arm herumgetragen werden, schreien sonst fast
dauernd. ("Ruhige Kinder sind nie Chamomilla-Kinder", Imhäuser)

THUJA

Dermatitis häufig Folge einer Impfung.
Haut fettig und schmutzig aussehend, schlaffes Gewebe.
auffallend unangenehm riechender Genitalbereich (wie
ein alter Mann oder eine alte Frau)
frostig, aber viele stinkende Schweiße, Schweiß auch
an der Oberlippe
träge, unzufriedene Kinder.
(Wichtigstes Asthma-Mittel im Kindesalter)

INTERTRIGO

(Köhler II S. 71)

7 INTERTRIGO (unter der Brust)

Beschr.:
  ausgedehnte Erosionen
  dick weißlicher schuppiger Rand
  versprengte gerötete Herde mit weißem Saum

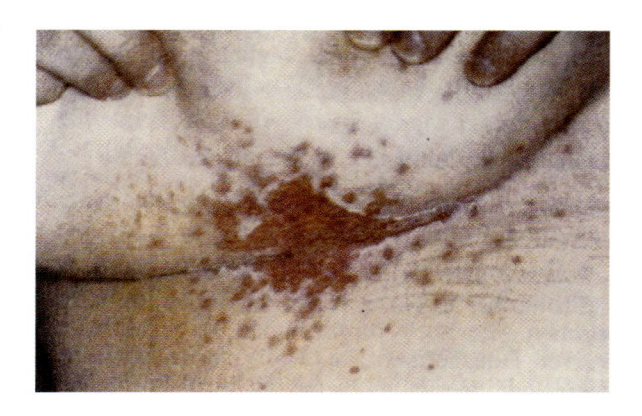

Bei diesen oft dicken und leicht schwitzenden Frauen behandelt man die Intertrigo am besten mit:

| CALC. CARB. | SULFUR | GRAPHITES |

DD:
- **CAUSTICUM** — eher bei mageren, trockenen Frauen, sehr mitleidig.
- **BELLADONNA** — Anfangsstadium, mit tomatenartiger Röte (wie Sanguinaria) und klopfender Empfindung
- **MERCUR. SOL.** — Starke Entzündung der Haut mit Neigung zu GESCHWÜRS-Bildung, schmierige Sekretion, unangenehmer Geruch
- **PETROLEUM** — Winterliche Intertrigo; trockene und gerötete Haut
- **SEPIA** — Lokale Schweiße, Depression.....
- **THUJA** — Großporige Haut, stinkende Schweiße, Schlaflosigkeit nach 3 Uhr

Vergl. auch VOISIN

("Praktische Homöotherapie S. 362)

WENIG SCHMERZHAFTE INTERTRIGO:
- Caust. C 5-6 — In den Dentition oder bei den mageren Asthenikern.
- GRAPH. C 4-6 — Dicke und zähflüssige Ausschwitzung mit Neigung zur Krustenbildung.
- Hepar s. C 5-6 — Mit Neigung zu Eiterung; lymphatisch-nervöse Konstitution.
- Lycopod. C 5-6 — Wenig Ausschwitzung; Leberinsuffizienz mit Verstopfung.
- MERC. C 5-9 — Mit Neigung zu Eiterung und lokalen Schweißen.
- Petrol. C 5-6 — Winterliche Intertrigo; trockene und gerötete Haut.
- SEPIA C 5-9 — Mit lokalen Schweißen; Leberinsuffizienz mit Depression.

STARK JUCKENDE INTERTRIGO:
- Aeth. C 4-5 — Juckreiz < Wärme; mageres Kind.
- CROTON C 5-6 — Mit Rötung und großer Berührungsempfindlichkeit.
- Merc. C 5-9 — Juckreiz nachts und beim Schwitzen.
- Oleand. C 4-6 — Hinter den Ohren mit zähflüssiger Ausschwitzung.

KENT (II/172)

Intertrigo: Acon., *Ambr.*, Am-c., Arn., Ars., *Bar-c.*, *Bor.*, Calc., Calc-s., Carb-v., **Caust.**, Cham., Chin., *Graph.*, Hep., Hydr., Ign., Kali-ar., Kali-c., Kali-chl., Kreos., Lyc., Mang., Merc., Nat-m., Nit-ac., Nux-v., Olnd., Ol-an., *Petr.*, Phos., Ph-ac., *Phyt.*, Plb., Puls., Rhus-t., Ruta, Sabin., Scil., *Sep.*, *Sil.*, **Sulf.**, Sulf-ac., Syph.

Wundheit zwischen Skrotum u. Schenkel III/741

Bar-c, Caust, <u>Graph</u>, Hep, <u>Lyc</u>, <u>Merc</u>, <u>Nat-c</u>, Nat-m, <u>Nit-ac</u>, <u>Petr.</u>, Rhus-t, <u>Sulf</u>, <u>Thuja</u>.

<u>ÄUSSERLICHE</u> Therapie (Zusätzlich zur Inneren):

Brust immer gut trockenlegen; abends u. nachts wenn möglich hochlegen.
KÖHLER empfiehlt Calendula-Puder oder abtupfen mit Calendula-Lösung

| 8 | SOORBALANITIS

Beschr:
Stecknadelkopfgroße einzelstehende, zum Teil konfluierende weiße Beläge, mit gerötetem Hof u. meist erosivem Zentrum

(Patient ist Diabetiker)

Dieser erosive Soor paßt am besten zu

SULFUR

oder

CINNABARIS

(=noch stinkender und erosiver als Sulfur, evtl. feurig rote Ulcerationen)

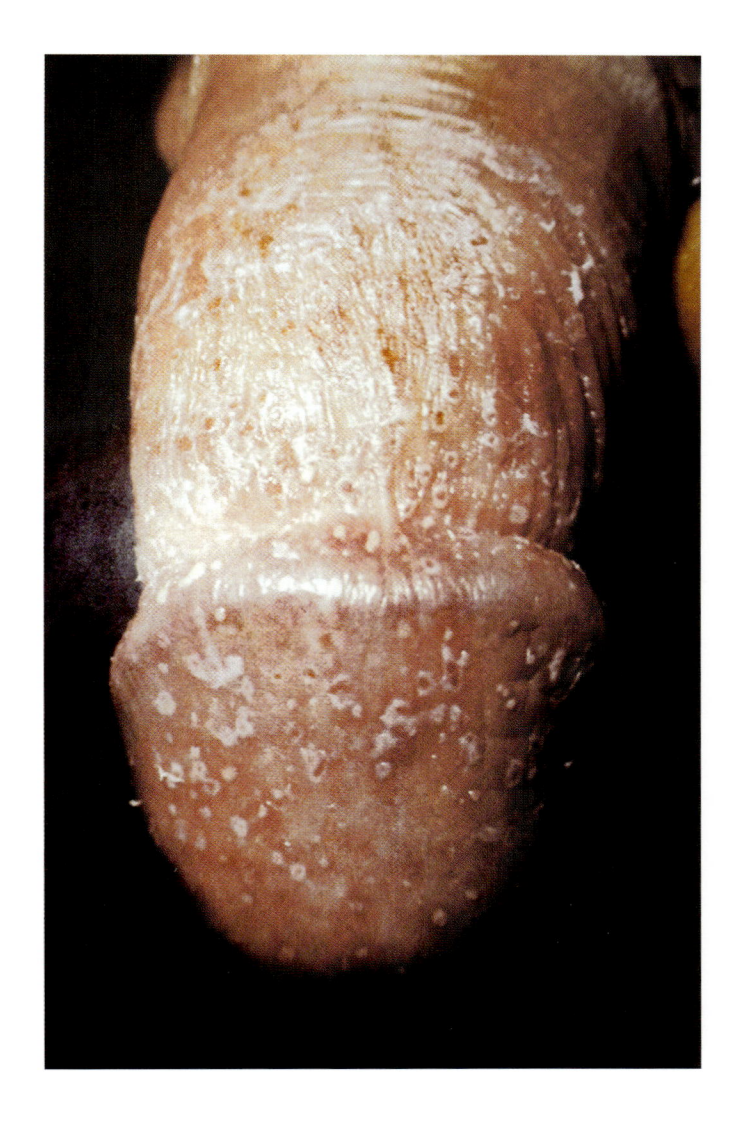

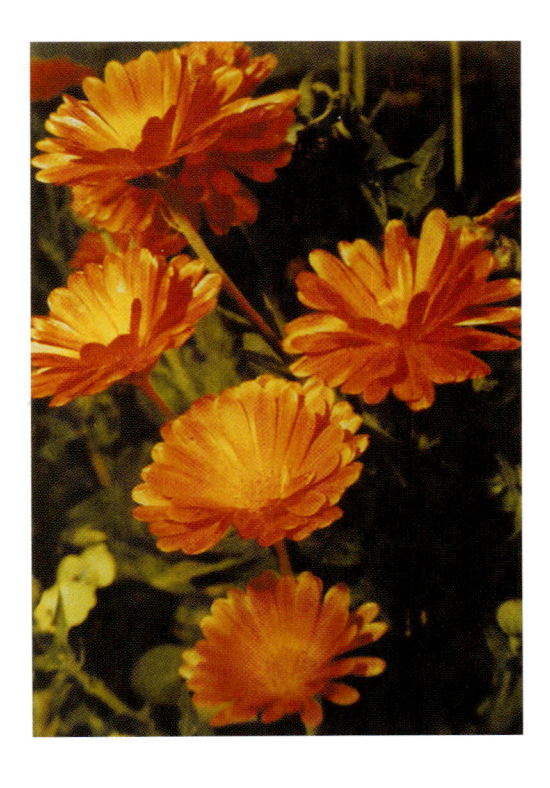

KÖHLER empfiehlt äußerlich dazu

CALENDULA - Abtupfungen

= Calendula Urtinktur ∅
  20-30 Trpf auf 1 Eßlöffel Wasser

CALENDULA

(= Ringelblume)

- 115 -

| T I N E A   P E D I S   Hauptmittel =   SILICEA   und   SULFUR |

9 TINEA PEDIS, mazerativer Typ

Beschr.:
  aufgeweichte Haut
  tiefer blutiger Riß

Hauptmittel für die Fußmykosen,
gerade auch für die rissigen, ist

SILICEA

Des weiteren ist zu denken an:

  NATRIUM MURIATICUM (!)
  GRAPHITES
  HYDRASTIS (!)
  SULFUR

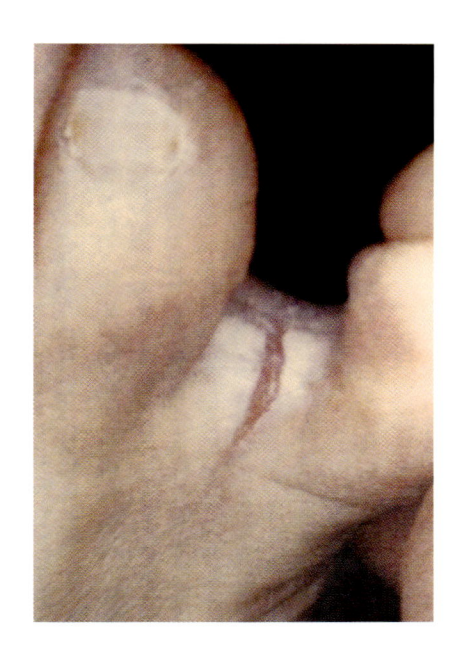

Vergl. auch die entsprechenden Rubriken im KENT II 428/430 + 526

Wundheit
Zehen, zwischen den: Aur-m., Berb., Carb-an., Clem., Fl-ac., Graph., Lach., Lyc., Mang., Merc-j-f., Mez., Nat-c., Nat-m., Nit-ac., Ph-ac., Ran-b., Sep., Sil., Syph., Zinc.

Risse Zehen, zwischen den: Aur-m., Carb-an., Eug., Graph., Lach., Nat-m., Sars., Sil.
  tief: Hydr.
  heftig juckend: Nat-m.
unter den Zehen: Sabad.

Schweiß zwischen den Zehen
wundmachend: Bar-c., Carb-v., Graph., Nit-ac., Sanic., Sep., Sil., Zinc.

macht die Sohle wund: Calc.

9a TINEA PEDIS,
  sqamös-hyperkeratotischer

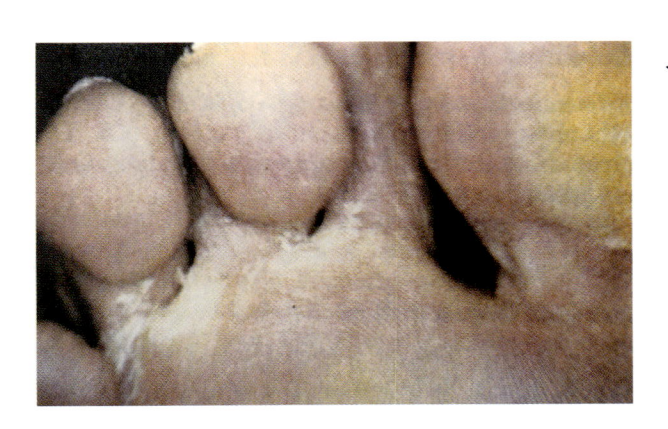

Beschr.: gelbliche Hyperkeratose
  aufgeweichte Haut, z.T.
  in Lamellen herabhängend

Hier findet sich neben der
gelblichen Hyperkeratose und dem
Pilz vermutlich noch wundmachender
Schweiß. Diese Kombination deutet auf:

  ACIDUM NITRICUM

  SILICEA

  CALCIUM FLUORICUM

TRICHOPHYTIE (= Fadenpilzerkrankungen)

Die homöopathische Behandlung einer Trichophytie bedarf oft mehrerer
Monate, besonders wenn schon eine größere Fläche (wie z.B. auf den folgenden
Bildern) befallen ist.

Oft ist noch eine äußerliche Behandlung zusätzlich nötig !

KÖHLER empfiehlt auch hier CALENDULA- Abtupfungen.

| TRICHOPHYTIE | Hauptmittel = | SEPIA, TELLUR, SULFUR GRAPHITES, MEDORRHINUM |

---

[10] **TINEA COLLI**

Beschr.:
Kreirunde Herde
entzündlich geröteter,
erhabener, schuppiger
Randsaum
zentrale Abblassung

Zu den kreisrunden Tricho-
phytien haben besondere
Beziehung

SEPIA

und

TELLUR

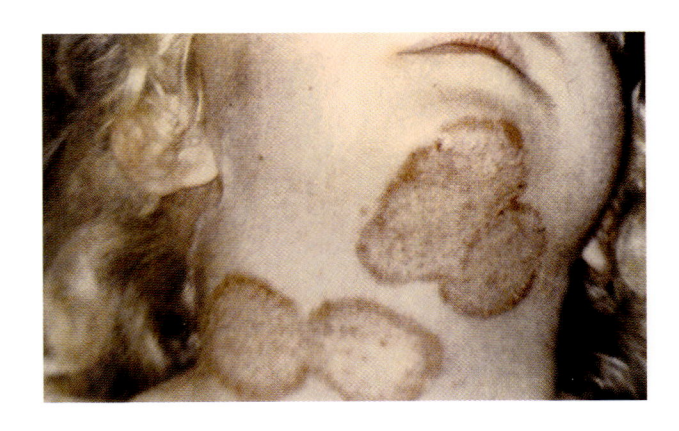

Des weiteren ist zu denken an
SULFUR, GRAPHITES, MEDORRHINUM

TELLUR   Stechen und Jucken < abends und nachts
widerlich knoblauchartiger Körper- und Mundgeruch
Sekrete riechen evtl auch wie Fischlake
kreisrunde Effloreszenzen

Bei BOERICKE findet sich auf S. 287 auch eine entsprechende Rubrik:

TRICHOPHYTOSE Ant-c, Ant-t, ARS, BAC, Calc-c, Calc-jod, CHRYSAR, GRAPH,
Herpes tonsurans   Hep, Jugl-c, Jugl-r, Kali-s, Lyc, Mez, Psor, Rhus-t, Semperv-t,
                   SEP, Sul, TELLUR, Tub, Viola-tr, Vgl. Kopfhaut (Kopf).

10a TINEA FACIEI

Befund:

Auf dem Randwall gelblich honigartige Krusten
(nicht so kreisrunde Effl. wie auf dem vorigen Bild.)

Die Art der Krusten paßt gut zu

GRAPHITES

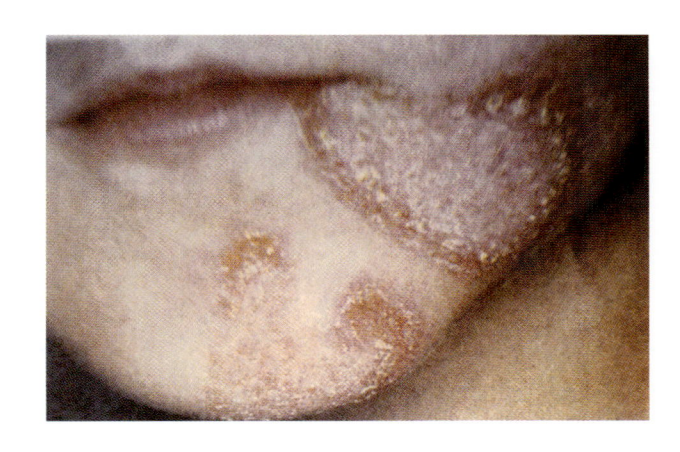

(Letztendlich sind auch hier für die Arzneiwahl die konstitutionellen Kriterien wichtiger!)

11 TRICHOPHYTIE , Oberschenkel

Diese Lokalisation wird oft durch Schweißneigung und Übergewicht begünstigt.

Von daher ließe sich konstitutionell denken an:

CALCIUM CARBONICUM

GRAPHITES

MEDORRHINUM

SULFUR

SEPIA

LYCOPODIUM

PETROLEUM

THUJA

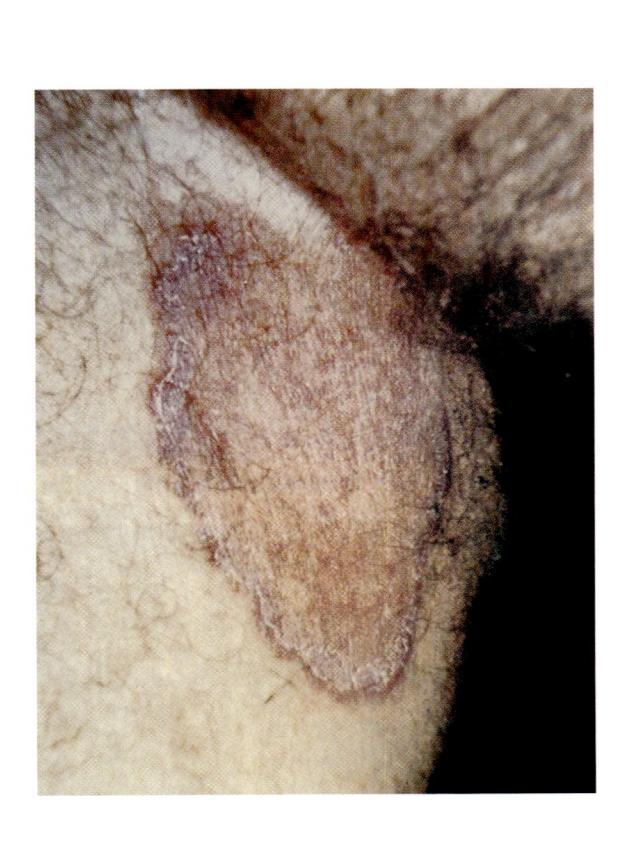

|12| **TINEA CORPORIS**   (Pilz = Trichophyton rubrum)

Beschr.:

flächenhafte, ery-
thematöse Herde, mit
scharfer unregel-
mäßiger Begrenzung

rötlich-braune Farbe

kleinlamellöse Schup-
pung.

Die Färbung ließe
denken an

|BROMUM| ($>$ Meer)

oder

|SEPIA| ($<$ Meer)

(Aber wie bei den anderen
Mykosen haben die kon-
stituionellen Zeichen
auch hier Vorrang vor
der Färbung.
Die Morphe kann jedoch
für die nähere Auswahl
hilfreich sein.)

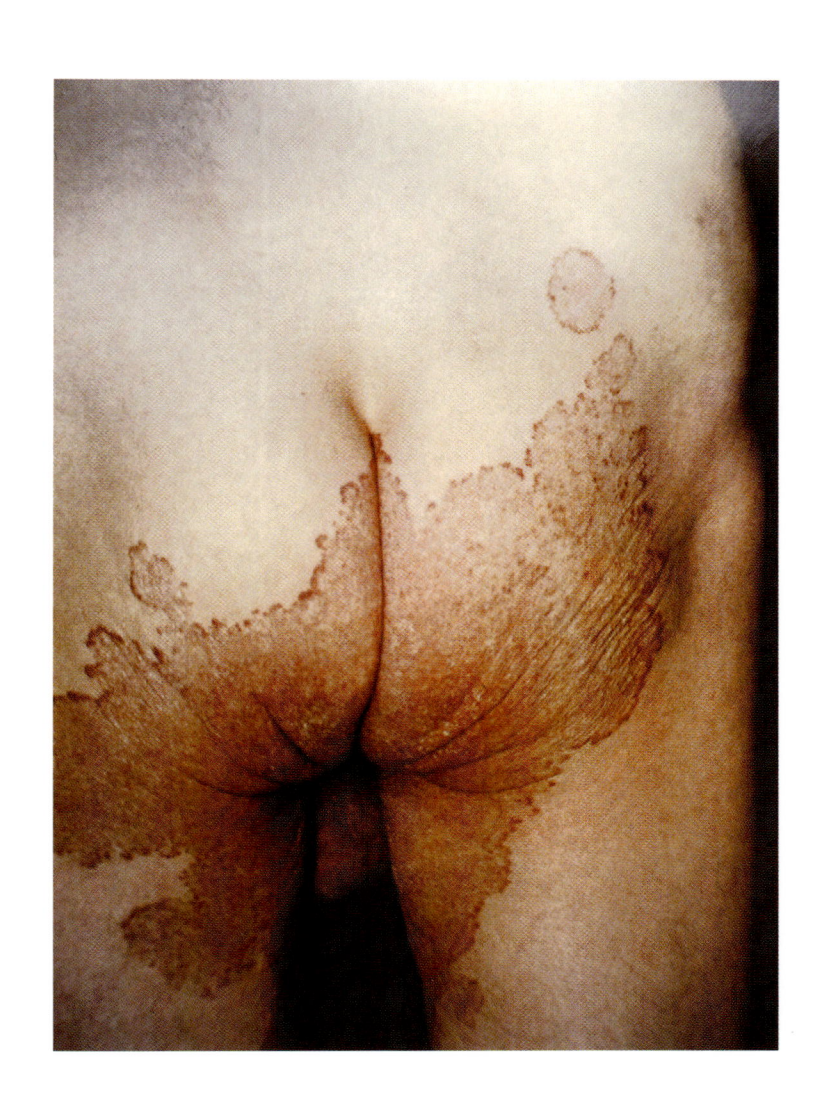

DD: Siehe die auf S.116 aufgeführten Trichophytie-Mittel.

13 TINEA BARBAE (= BARTFLECHTE)

Beschr.:

Eiterpusteln
entzündl. Rötung
und Schwellung

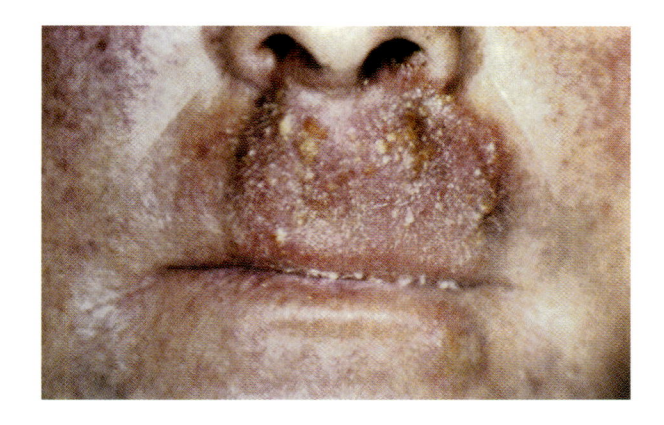

Am wichtigsten sind die sykotischen Mittel:

MEDDORRHINUM   **THUJA**   **NATRIUM SULFURICUM**

ZIMMERMANN* und BOERICKE* erwähnen noch besonders:

ANTIMONIUM TARTARICUM (=Brechweinstein)

METZGER berichtet von der Heilung seiner eigenen Bartflechte mit NATRIUM MURIATICUM.
(Die Bartflechte trat nach seinem See-Aufenthalt auf, und seine damalige psych. Verfassung beschrieb er als zu Nat.-mur. passend.)
(S. 1053 der Arzneimittellehre)

Bei BOERICKE gibt es auf S. 287 die Rubrik:

SYKOSE (Barbierkrätze)
Anthra k, ANT-T, Ars, Aur-m, CALC-C, Calc-s, Chrysar, CIC, Cinnao, Cocc, Cypressus, GRAPH, KALI-BICH, Kali-m, Lith-c, LYC, Med, MERC-PR-RUB, Nat-s, NIT-AC, Petrol, Plant, PLAT, Sab, Sep, Sil, STAPH, Stront-c, Sul, SUL-JOD, Tellur, THUJ.

ZIMMERMANN schreibt auf S. 196 in seinem Hautbuch zur Sycosis barbae:

Bei Sycosis barbae zeigt sich als Hauptmittel homöopathisch Tartarus emeticus D 4 – D 6. Ferner haben sich bewährt: Arsenicum album D 4 – D 6, Arsenum jodatum D 4, Mercurius bijodatus D 3 – D 4, Sulfur jodatum D 3, Acidum nitricum D 3 – D 6, Graphites D 3 – D 6, Antimonium crudum D 4, Silicea D 3 – D 6, Thuja occidentalis D 3 – D 6, Hepar sulfuris calc. D 6 – D 30, Cicuta virosa D 6 – D 12, Calcium sulfuratum D 6, Kalium bichromicum D 4 – D 6 und Petroleum D 4 – D 6, je nach dem Erscheinungsbild und den begleitenden Symptomen.

* siehe Literaturverzeichnis am Ende des Buches

14 FAVUS (= TINEA FAVOSA = "ERBGRIND")

Diese Erkrankung tritt heute nur noch sehr selten auf. Sie ist eine chronische Pilzerkrankung, die zu narbiger Alopezie führt. Der familiären Häufung wegen wurde sie als "Erbgrind" bezeichnet.
(Favus = lat. "Honigwabe" aufgrund der Morphe)

Beschr.: weitgehend haarloser Herd mit Rötung, Überwärmung, Infiltration, follikulären Pusteln und gelblichen Schuppenkrusten

Diese Bild läßt z. B. denken an

HEPAR SULF.

oder

MEZEREUM

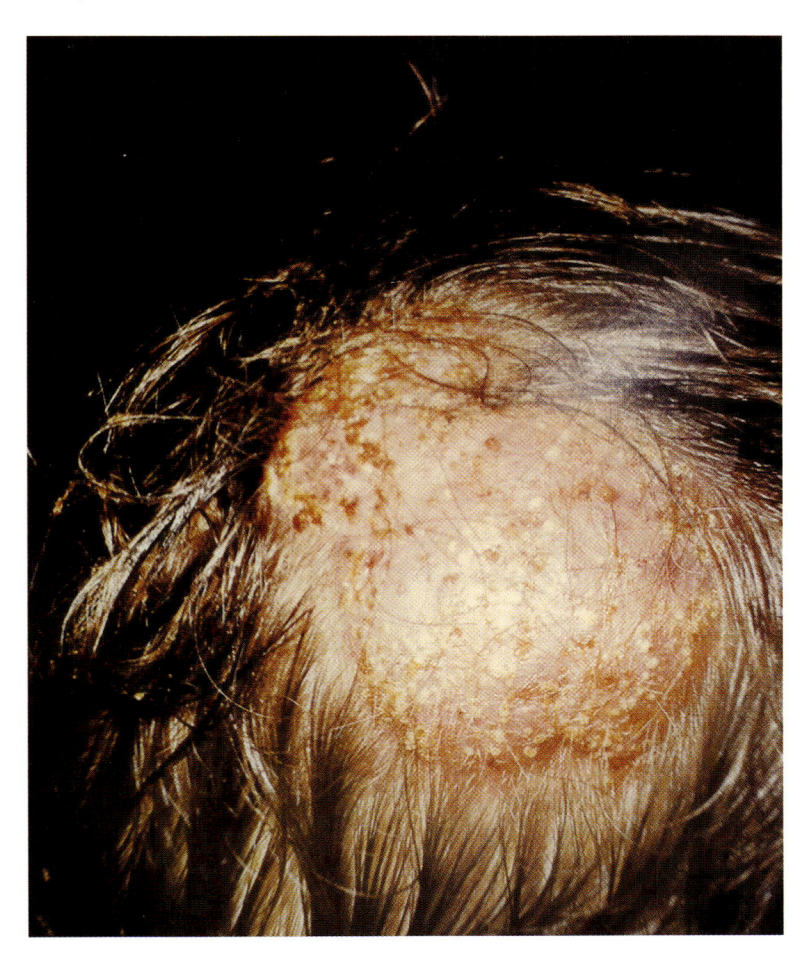

DD: Zur Differentialdiagnose sei auf die Rubriken bei BOERICKE verwiesen (S. 15 und 287)

Favus, Erbgrind, Schorf — Aethiops, Ars, Ars-iod, Calc-c, Calc-iod, CALC-MUR, Calc-s, DULC, Ferr-iod, Graph, HEP, Jugl-r, Kali-s, Nit-ac, Sep, SIL, Sul, Viola-tr.
Boericke, 15

TINEA FAVOSA — Agar, Ars-jod, BROM, Calc-c, Dulc, Graph, Hep, Jugl-r, KALI-C, Lappa, LYC, Med, MEZ, Oleand, Phos, SEP, Sulfur-ac, Ustil, Vinca, Sul, VIOLA-TR. Vgl. Kopfhaut (Kopf).

E R K R A N K U N G E N

D E R

N Ä G E L

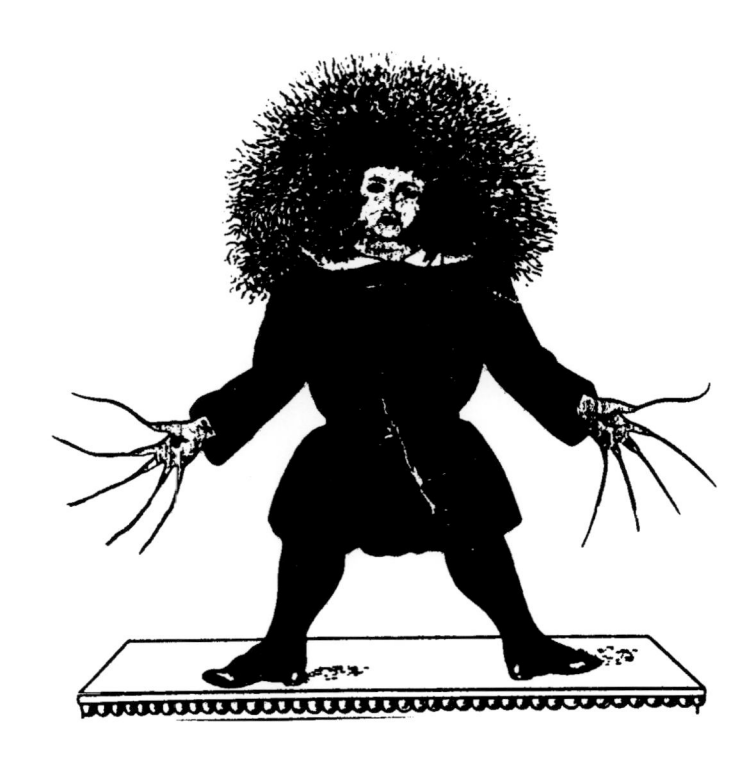

Struwwelpeter hatte - im Gegensatz zu vielen andere Leuten - nun mal keine Probleme mit abblätternden oder brüchigen Nägeln....

ERKRANKUNGEN DER NÄGEL

KÖHLER schreibt ausführlich über die Nagelveränderungen (S. 93 ff)

NAGELWACHSTUM und THERAPIEDAUER

Ein durchschnittlich wachsender Nagel hat eine Wachstumsgeschwindigkeit von 3mm/ Monat. (1m in 27,5 Jahren!)
Von der Nagelmatrix bis an den vorderen Rand braucht der Nagel mindestens 3-5 Monate.

Bis man also in der Therapie z. B. einer Nagelmykose überhaupt die ersten kleinen Veränderungen sieht, vergehen mindestens 5 Monate!

(Dies ist für uns, wie für die Patienten, wichtig zu wissen.)

1 "NORMAL-NAGEL"

Besch.: Die Finger der großen Hand (= die vom Fotographen Martin) zeigen deutliche Halbmonde. Es finden sich keine Furchen, Flecken, Risse o. ähnliches.

Die Nägel der kleinen Hand daneben (= meine; ich besitze keine Normalnägel) haben keine Halbmonde, aber dafür weiße Flecken.

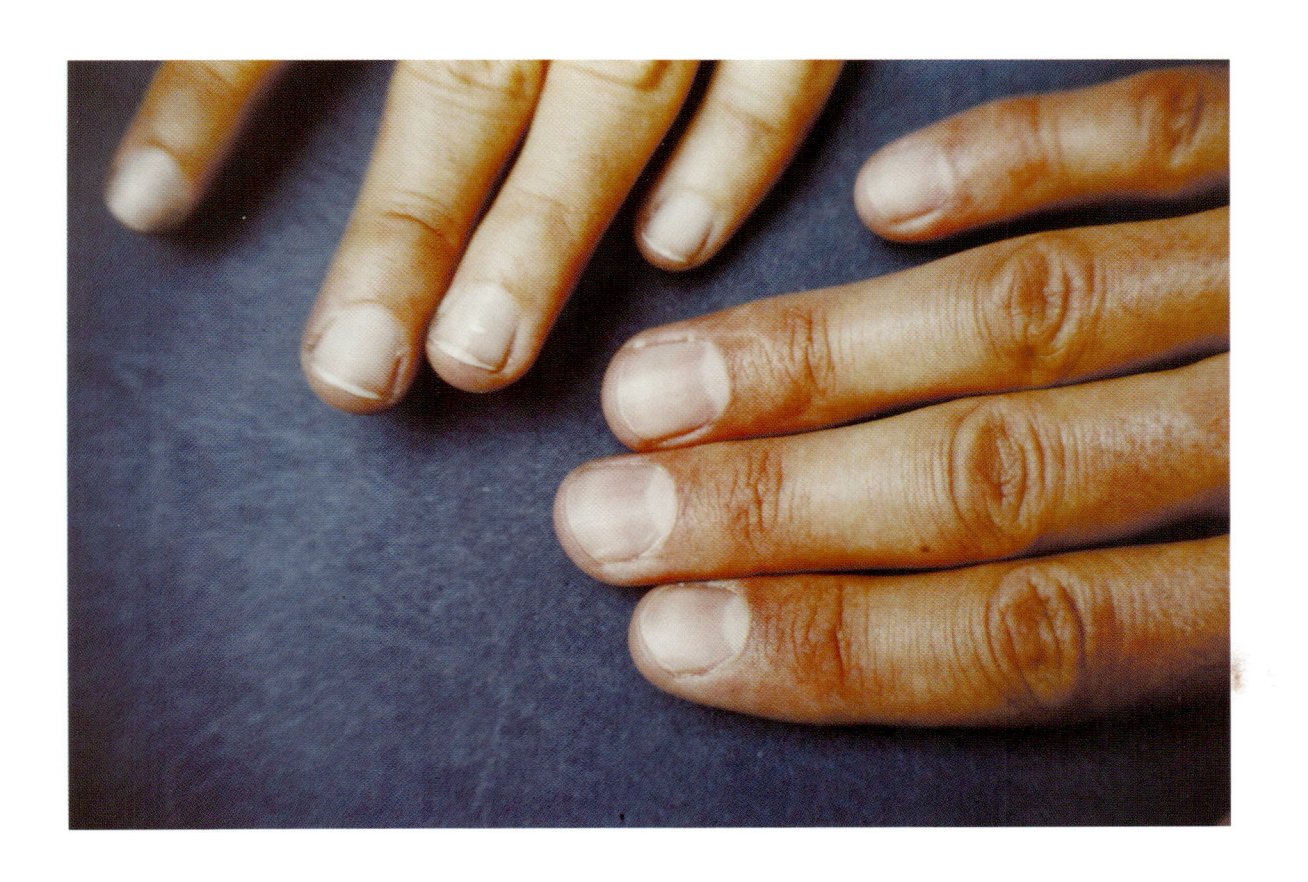

NÄGELKAUEN

Im KENT habe ich dafür keine Rubrik
gefunden, aber im "Synthetischen
Repertorium" auf S. 64 Bd. I

Abkauen sogar der Fußnägel: (n. Springer)
   <u>Med</u>, Mag-c, Sanic, Veratr-alb, Carc.

> **Nägelkauen**
> acon., am-br.[7], arn.[7], ars., ARUM-T.,
> bar-c., calc.[3, 15], cina, hura[3],
> hyos.[6, 7], lyc., lyss.[3], med.[3],
> nat-m.[7, 15], nit-ac.[3], phos.[3], plb.[3],
> sanic.[7], senec., sil.[6, 7], stram.,
> sulph.[5, 7]

ergänzen: Tuberculinum

FEHLENDE HALBMONDE

Künzli legt darauf sehr großen Wert und führte als Rubrik ein:
   LYKOPODIUM, PULSATILLA, TUBERCULINUM
(Ich weiß nicht, ob er diese Rubrik inzwischen erweitert hat.)

2 WEISSE FLECKEN auf den Nägeln (= Leuconychia)

Hauptmittel dafür ist

SILICEA

Im KENT steht die
Rubrik II/417 :

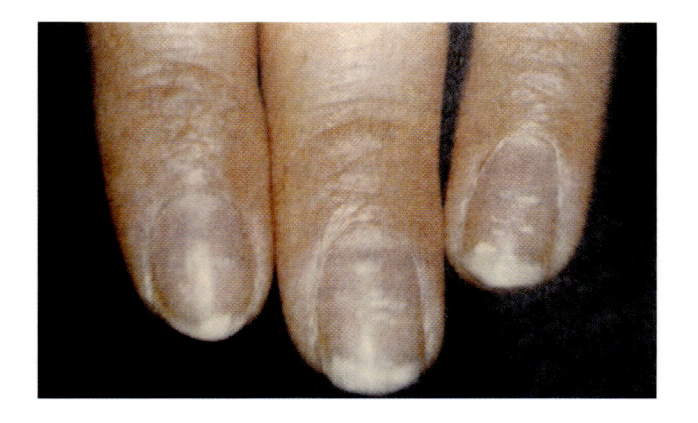

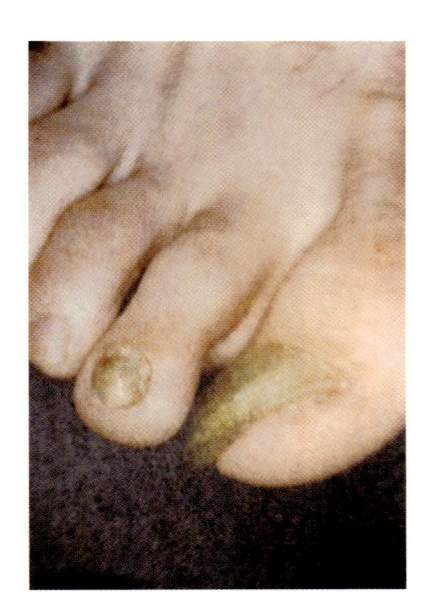

| Alum, Ars, <u>Nit-ac</u>, Sep, <u>Sil</u>, <u>Sulf</u>. |

3 KRALLEN-NÄGEL

Hauptmittel dafür ist

ARSEN

4. DELLEN, KLEINE MULDEN, GRÜBCHEN im Nagel

Dies kann hinweisen auf
die sykotischen Mittel

THUJA

und

MEDDORRHINUM

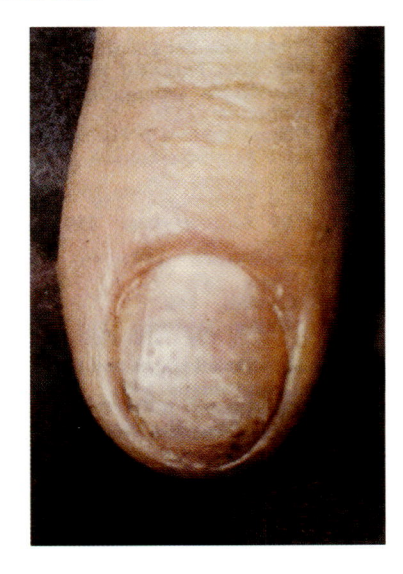

Diese Mittel haben entweder spröde Nägel, die leicht einreißen, oder sehr weiche Nägel,
- schmutzig aussehend durch abblätternde Lamellen,
- zahlreiche muldenförmige Dellen, Grübchen, kleine Furchen,
- längsverlaufende Riefen oder Kanten,
- wellige Querrillen und Querfurchen!

5. QUERFURCHEN (= Beau-Reilsche Furchen)

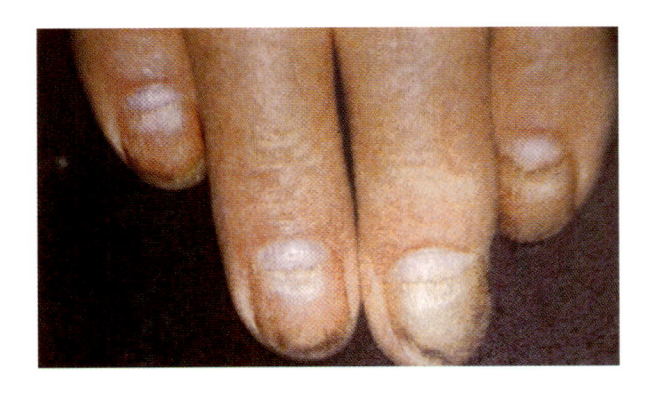

Die Querfurchen passen besonders zu

THUJA

und

ARSEN

ARSENICUM ALBUM -NÄGEL:

a) Nägel dünn, zart und durchscheinend
   oft kombiniert mit dünner pergamentartiger Haut
b) bei Ekzematikern kann sich auch die Hyperkeratose finden,
   mitverdickter, schuppiger, trockener, brennender Haut
   und verdickten Nägeln
c) Querfurchen, Längsrillen, Kanten
d) weiße Tüpfelungen
e) krallenartige Nägel.

| 6 | TRACHYONICHIA

Beschr.:

rauhe Oberfläche mit Längsriefen und Kanten,

feine, sich abschuppende Hornlamellen

Diese Nägel sind besonders typisch für

| THUJA | und | MEDORRHINUM |

| THUJA |

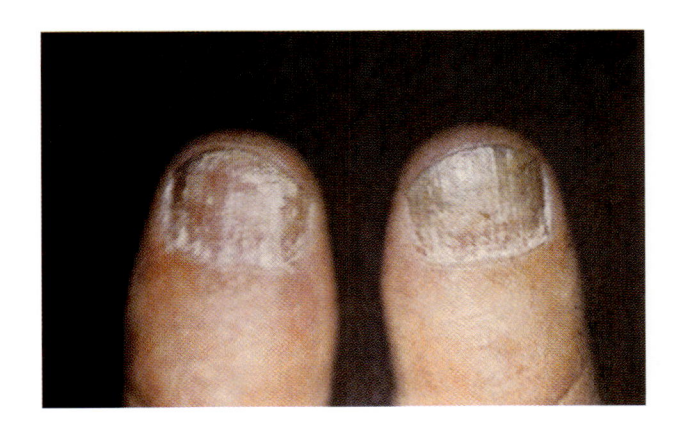

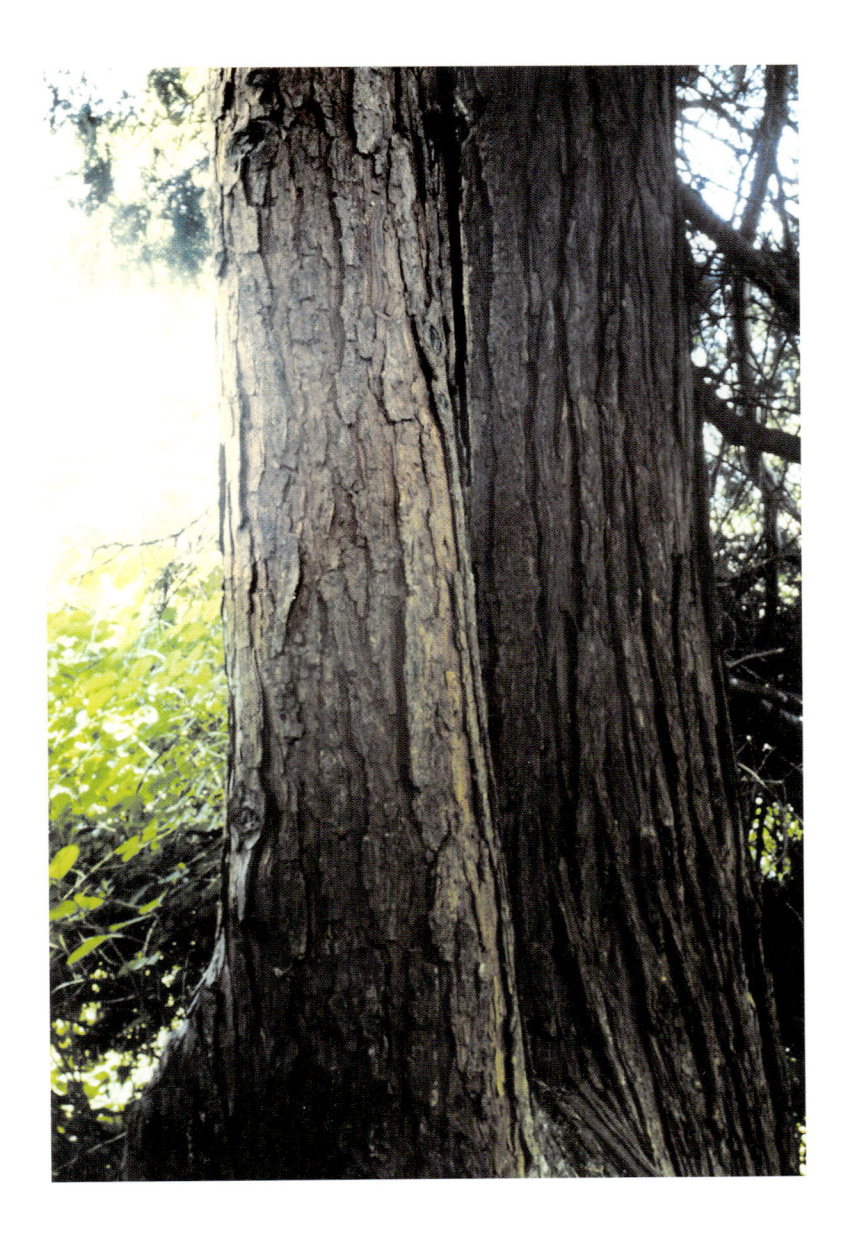

= LEBENSBAUM

Die Beschaffenheit der Rinde erinnert sehr an die Morphe der Thuja-Nägel:

- abblätternd
- tief gefurcht
- weich
- krümelig

7 ABBLÄTTERNDE NÄGEL

solche Nägel sind typisch für:

| ALUMINA SECALE |
| SILICEA |

DD: GRAPHITES
    ANT. CRUD.   } auch abblätternd, aber dabei eher verdickt

NÄGEL, Abblättern: Alum., Ant-c., Apis, Ars., Cast-eq., Chlor., Crot-h., Form., Graph., Hell., Merc., Rhus-t., Sabin., Scil., Sec., Sep., Sil., Sulf., Thuj., Ust.

spröde Fingernägel: Alum., Ambr., Ant c., Ars., Calc., Cast-eq., Dios., Fl-ac Graph., Merc., Nit-ac., Psor., Scil Sep., Sil., Sulf., Thuj.

Zehennägel: Cast-eq., Sil., Thuj.
krümelig: Ars., Sep., Sil., Thuj.

Vergl. in KENT
II 508 + II 507

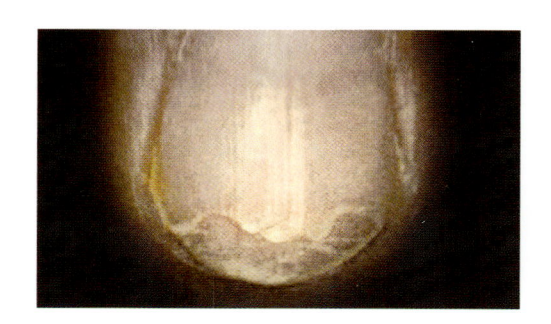

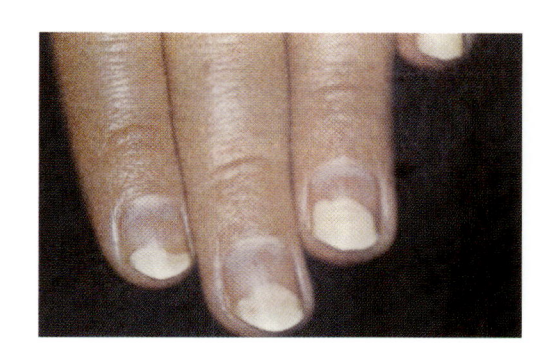

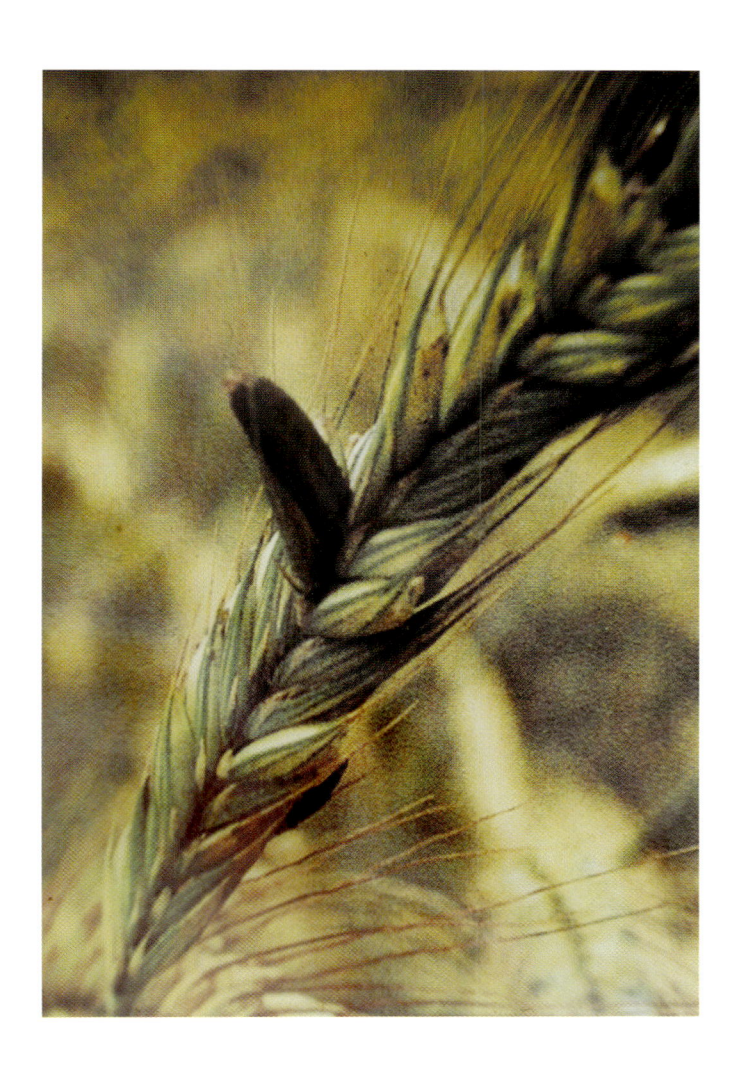

SECALE CORNUTUM

= MUTTERKORN

Als erste Zeichen peripherer Durchblutungs-Störungen treten oft auf:

- Mißempfindungen (Brennen, Kribbeln, Taubh.)
- kalte Extremitäten
- abblätternde Nägel
- blaue, rot-blaue oder purpurrote Verfärbung.

SECALE CORNUTUM

  wörtl.=
      "Gehörnter Roggen"

DER ISENHEIMER ALTAR VON MATTHIAS GRÜNEWALD

Versuchung des Heiligen Antonius

DARSTELLUNG EINES MUTTERKORN - VERGIFTETEN

Der Antoniter-Orden widmete sich besonders der Pflege der Mutterkornvergifteten, die es im Mittelalter in großer Anzahl gab, besonders unter der armen Bevölkerung und zu Zeiten von Hungersnöten. (Viele Kranke, die damals als vom Aussatz befallen galten, waren eigentlich secale-Kranke mit dem Aussatz ähnlich sehenden Geschwüren)

In Colmar gab es ein Krankenhaus der Antoniter für die Pflege der meist unheilbar kranken Mutterkornvergifteten.

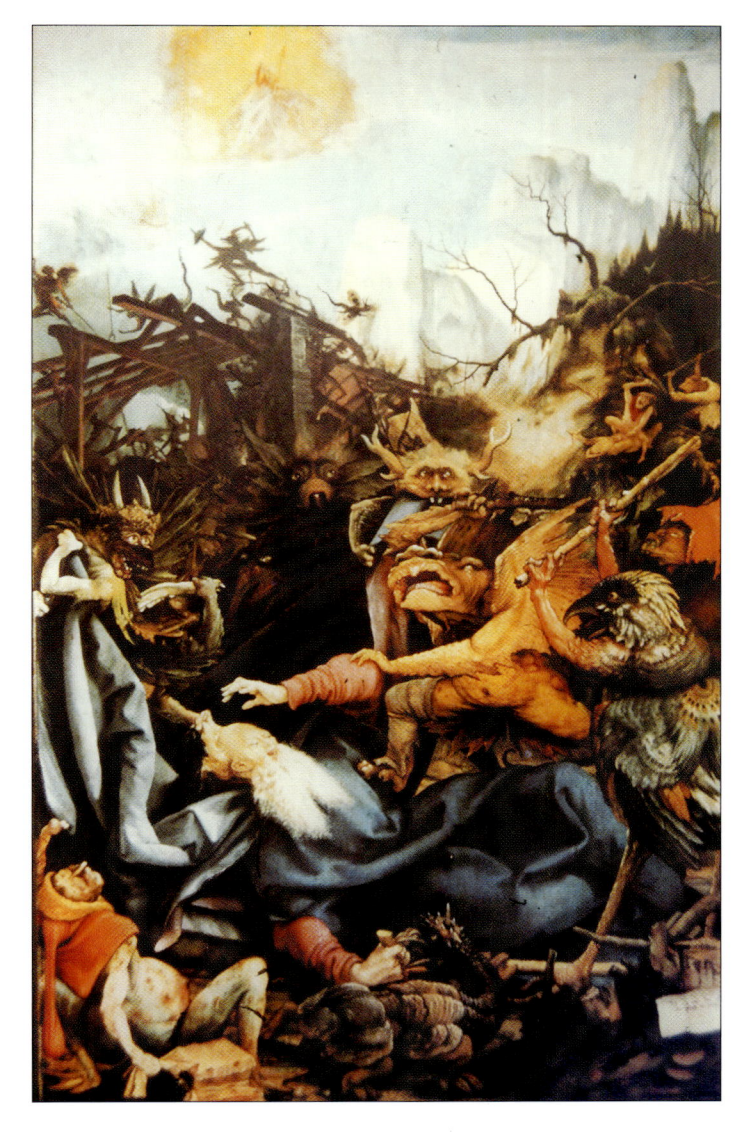

MATTHIAS GRÜNEWALD malte 1510-1515 den großen Altar für die Hauskapelle des Krankenhauses. Darauf finden wir die Darstellung eines Secale-Kranken. Der mit Geschwüren übersäte Mensch ist nackt, da er wegen des schrecklichen

inneren Brenngefühls keine Kleidung ertragen kann, sein Leib ist aufgetrieben, die Haut faltig und die Glieder bäulich verfärbt. Der linke Arm ist ihm verdorrt und die Hand abgefallen. Er sieht, wie auch der Hl.Antonius von nagenden und kneifenden Ungeheuern gequält wird, so wie der Kranke selbst von seinen Albträumen und unerträglich kneifenden Schmerzen. Aber sein Blick richtet sich nach oben, wo er die Auferstehung Christi am Himmel erkennt.
Der Altar sollte den Kranken, die sich und ihr Leiden in dem Bild wiederfanden, Trost spenden.

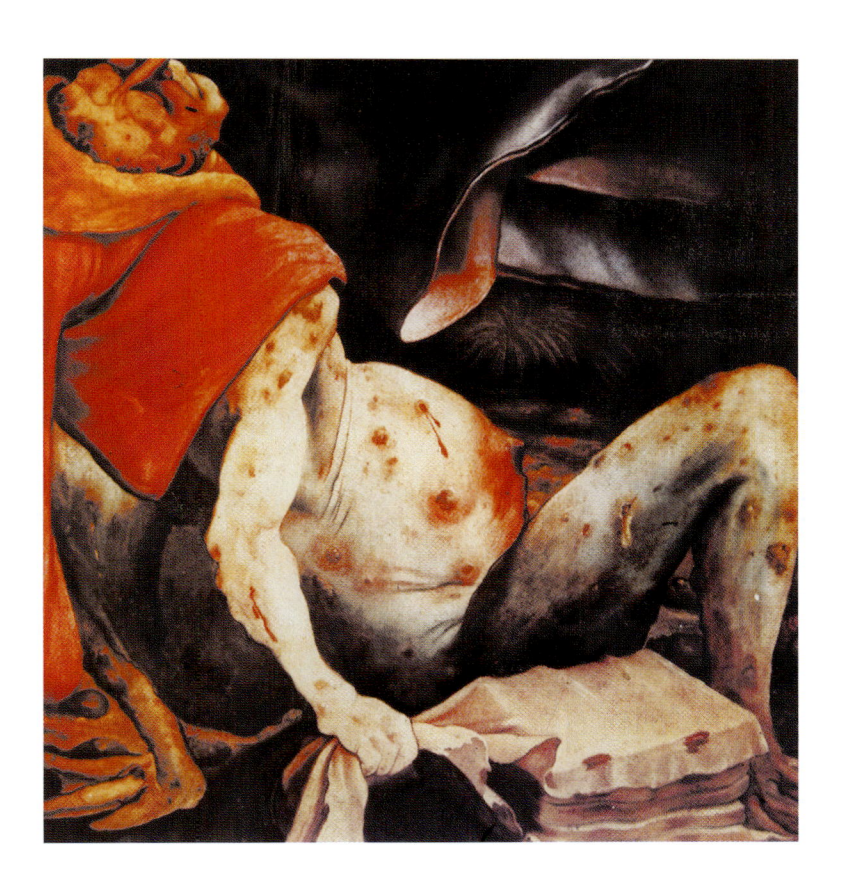

Mutterkorn führt in der Vergiftung zu einer Polyneuropathie und schweren Gefäßschäden. Die Polyneuropathie führt zu Mißempfindungen und dem Gefühl eines schrecklichen inneren Brennens, weshalb der Kranke trotz objektiver Kälte (infolge des Gefäßschadens) keinerlei Bedeckung ertragen kann. Das Brennen und Kriebeln gab der Krankheit auch ihre Namen:

FEGEFEUER AM LEBENDIGEN   ANTONIUS - FEUER

Das Korn trug auch die Namen: KRIEBELKORN, HUNGERKORN, BRANDKORN.

Durch die Gefäß- und nervale Erkrankung bilden sich Geschwüre und die Glieder "verdorren". Das Gesicht wird spastisch verzerrt und der Kopf nach hinten gezerrt. Hände und Füße spreizen sich. Nachts wird der Kranke von Alpträumen gequält.

(Wenn wir in der Arzneimittellehre von BOERICKE nachlesen, stoßen wir teilweise sogar wörtlich auf all die Symptome, die wir in dem Altarbild sehen.)

- 129 -

8. ONCHODYSTROPHIA CANALIFORMIS MEDIANA

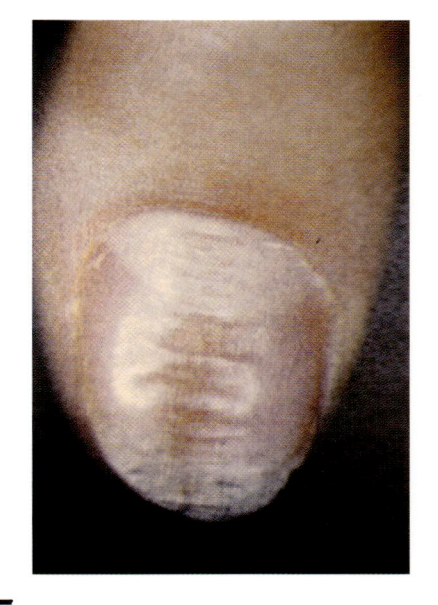

Beschr.: Querfurchen
eine tiefe Längsfurche
im vorderen Bereich
spröder Nagel

Diese Nägel passen gut zu

```
ARSENICUM ALBUM
MEDDORRHINUM
THUJA
```

NAGEL - MYKOSEN

9. NAGEL-MYKOSEN

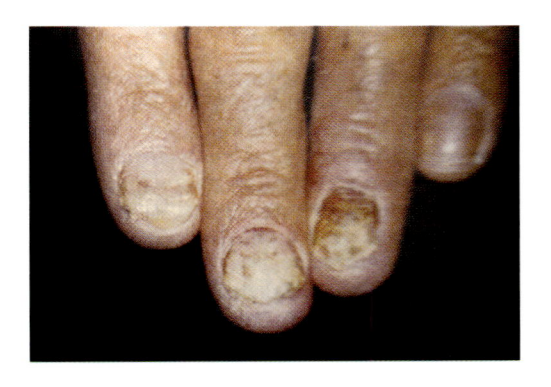

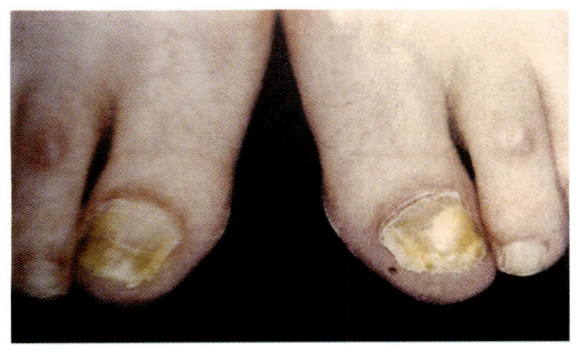

Bei den Nagel-Mykosen bewähren sich besonders:

```
SEPIA, GRAPH.
SILICEA
SULFUR, NIT-AC
THUJA
CALCIUM CARB.
ANT. CRUDUM
```

SEPIA-Nägel sind gelegentl.:

- gelblich verfärbt (Silicea, Nit-ac)
- abblätternd
- dick, spröde
- deformiert
- weiße Tüpfelung

(bes. schlechter durch Wasser u. im Winter)

Zur ÄUSSERLICHEN Unterstützung empfiehlt KÖHLER

KYTTA- NAGELSALBE

KENT II 417 + 508

Vogel:
gelb: Ambr., Am-c., Aur., Bell., Bry., Canth., Carb-v., Cham., Chin., **Con.**, Ferr., Ign., Lyc., *Merc., Nit-ac., Nux-v.*, Op., Plb., **Sep., Sil.**, Spig., Sul*f*.

verkrüppelt, *Fingernägel:* Alum., *Caust* **Graph., Nit-ac., Sabad., Sep., Sil.,** Sul*f* *Thuj.*
(vgl.: deformiert)

Zehennägel: Ars., *Caust.*, **Graph.,** Nat-a., *Nit-ac.*, Sabad., Sep., **Sil.,** Thuj.

deformiert: Alum., Anan., Calc., *Fl-ac.*, **Graph.**, Merc., Sabad., *Sep.*, **Sil.,** Sulf., *Thuj.*
(vgl.: verkrüppelt)

Zehennägel: Anan., **Graph.,** Merc., Sep., **Thuj.**

dick: Alum., *Ant-c.*, Calc., **Graph.,** Merc., Sabad., Sep., **Sil.,** Sulf., *Ust.*

WARZEN an den NÄGELN

10 NAGELNAHE WARZEN

Hauptmittel dafür ist

CAUSTICUM

DD: DULCAMARA
ACIDUM FLUORICUM
ACIDUM NITRICUM
LYCOPODIUM

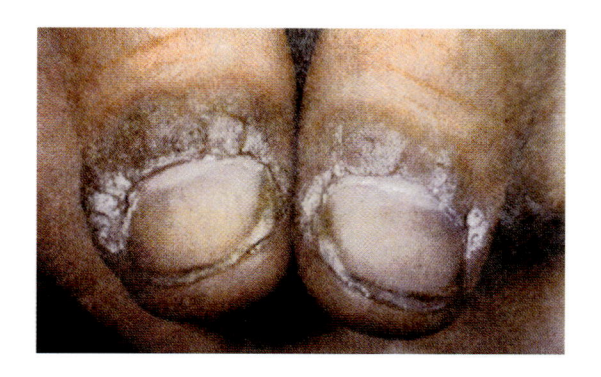

11 HORNIGE WARZE unter dem Nagel

Dies läßt besonders denken an:

ANTIMONIUM CRUDUM

DD: GRAPHITES

(Rubrik KENT II/508 :)
> Gewächse, hornige G. unter den Nägeln
> Ant-c., Graph.

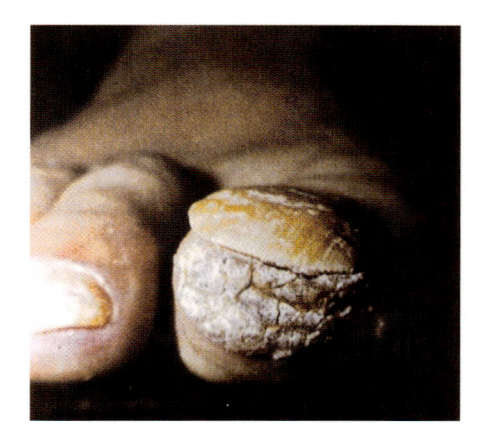

ANTIMONIUM CRUDUM - Nägel

verdickt, langsam wachsend, gespalten, hornig, mißgestaltet,

subunguale Hyperkeratosen mit teilweiser Abhebung der Nagelplatte.

GRAPHITES - Nägel

langsam wachsend, verdickt, hornig, spröde, brüchig, mißgestaltet,

oft seitlich eingewachsen.

NAGELBETT-ENTZÜNDUNG

12 NAGELBETT-ENTZÜNDUNG

Beschr.:

Schwellung und Rötung der Fingerendglieder (Nägel entfernt)

Entzündung scheint von der Nagelwurzel auszugehen.

Dies paßt zu

NATRIUM SULFURICUM

Typisch für NAT-SULF:

Entzünd. beginnt an der Nagelwurzel
> kühle Umschläge
(Gegensatz zu Hep.)

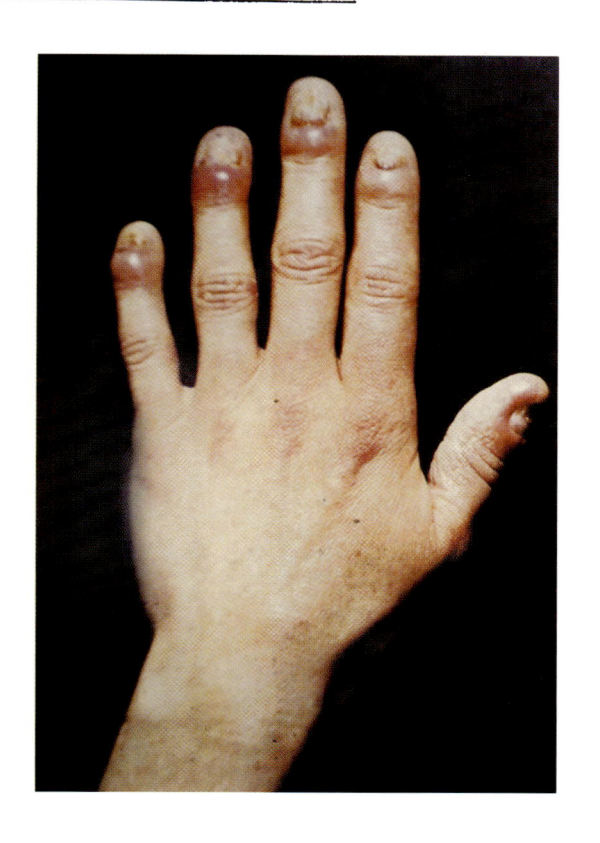

DD:

HEPAR SULFURIS	stechende Schmerzen > warmes Handbad Nagelbettentzündung im Jeden Winter.
APIS	stechende Schmerzen > kühle Umschläge rosarote Färbung und ödematöse Schwellung, evtl Jucken
LACHESIS	evtl. stechende Schmerzen < alles Warme, Verband, Berührung livide oder purpurne Färbung Neigung zu Bildung von "Wildem Fleisch"; Lymphangitis.
BUFO RANA (Krötengift)	Lymphangitis! Schmerzen ziehen den Arm hoch, evtl. mit tauber Empfindung.

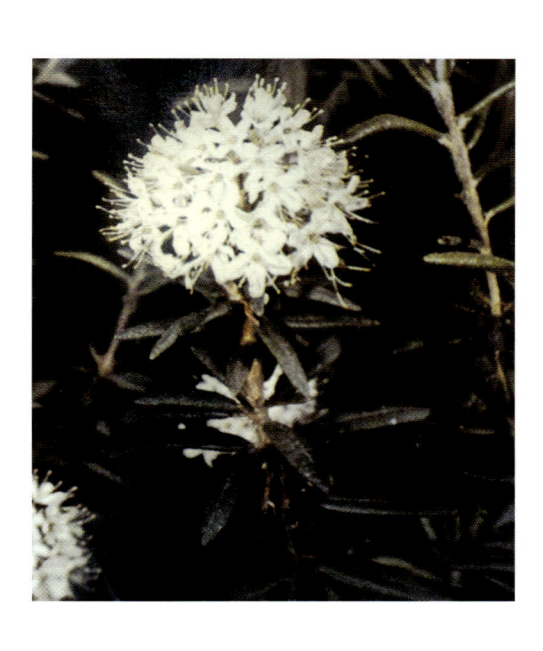

LEDUM PALUSTRE

(= SUMPFPORST)

Nagelbettentzündung nach Verletzungen (Stiche, Splitter)
Schmerzen > kalte Anwendungen.

S I L I C E A

Das homöopathische SILICEA wird aus dem Bergkristall gewonnen.
Der BERGKRISTALL ist nur eine Form der Kieselsäure SiO_2. Sie
tritt auch auf als Amethyst, Topas, Jaspis, Karneol, Onyx, Opal u. a.

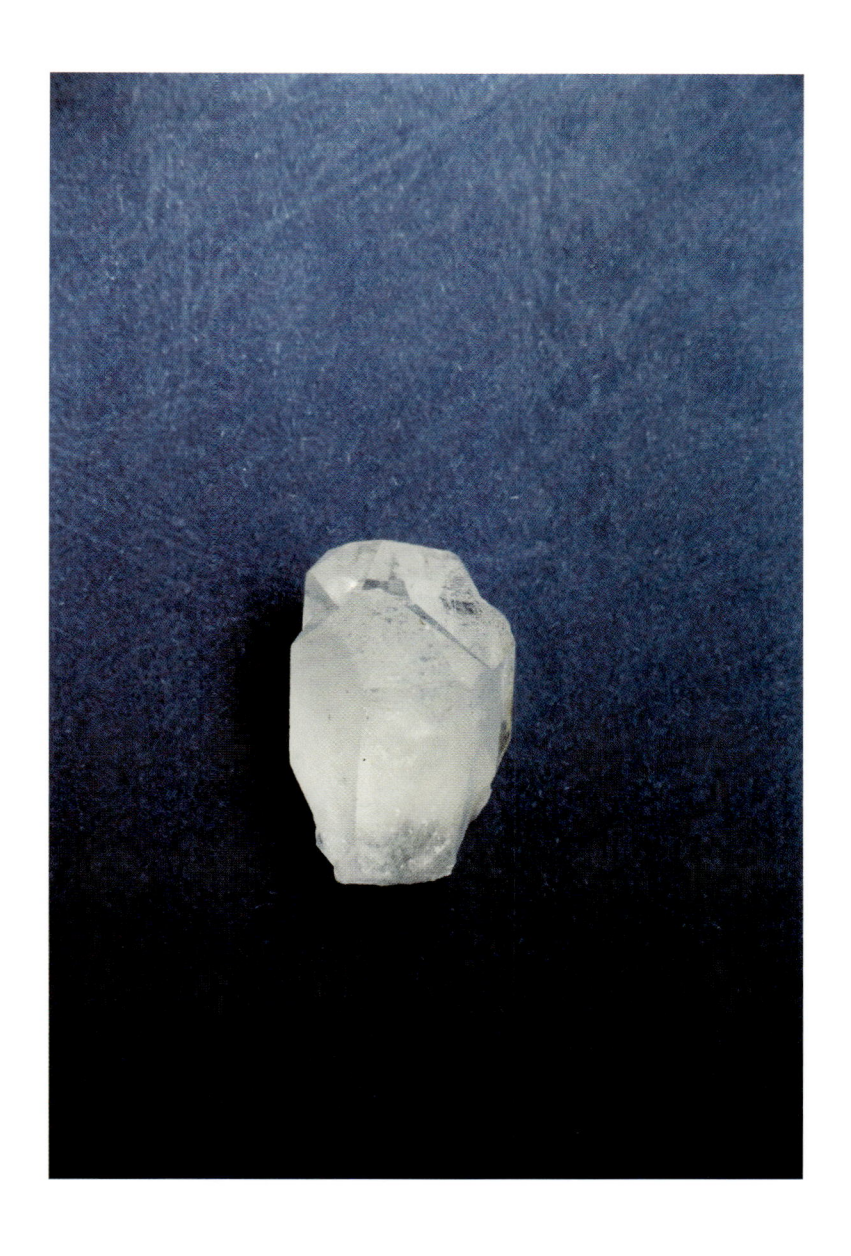

BERG-
KRISTALL

87 % der Erdkruste bestehen aus Silikaten und 60-90 % des Bodens.
Die Kieselsäure ist ein wesentlicher Bestandteil aller Pflanzensamen,
Stengel und Blätter, sowie auch des tierischen und menschlichen Körpers.

Von PARACELSUS wurde die Kieselsäure schon zu Behandlung der sog.
"Tartarischen" Krankheiten (=Steinkrankheiten) eingesetzt.

Verzeichnis der besprochenen Arzneimittel

Die Unterstreichungen kennzeichnen die Seitenzahlen, auf denen die Ausgangssubstanzen (Pflanze, Tier, Mineral) abgebildet sind.

Acid. benz.	112
Acid. mur.	23
Acid. nitr.	39, 40, 45, 48, 52, 115, 129
Allium sativum	<u>108</u>
Alumina	68, 126
Ant. crud.	48, 70, 129, 130
Ant. tart.	119
Apis	18
Arnica	<u>103</u>
Arsen	23, 32, 33, 55, 57, 67, 73, 75, <u>123</u>, <u>124</u>, 129
Ars. jod.	96
Aurum	101
Bar. carb.	57
Borax	107
Bovista	<u>99</u>, 102
Bromum	94, 118
Bryonia	77
Calc. carb.	48, 54, 57, 58, 61, 62, 66, 75, 92, 113, 117, 129
Calc. fluor.	115
Calc. sil.	102
Calc. sulf.	78, 80
Calendula	81, <u>114</u>
Cantharis	16, <u>17</u>
Capsicum	35
Causticum	130
Chamomilla	112
Cinnabaris	114
Clematis	<u>20</u>, 21, 29, 56, 60
Croton	35, 36
Dulcamara	23
Echinacea	<u>25</u>
Graphites	23, 24, 43, 45, 53, 57, 59, 64, 66, 68, 74, 105, 113, 115, 117, 129, 130
Hepar sulf.	23, 45, 57, 71, 78, 80, 88, 92, 120
Hydrastis	115
Hypericum	<u>37</u>
Iris versicolor	<u>29</u>
Jodum	96
Kalium brom.	95, 96
Lachesis	19, 32
Ledum	19, <u>131</u>
Lycopodium	<u>41</u>, 42, 48, 57, 117
Medorrhinum	65, 76, 77, 89, 91, 110, 111, 116, 117, 119, 124, 125, 129
Mercur	22, 29, 34, 78, 80
Mezereum	25, 32, <u>33</u>, 36, 56, 57, 66, 71, 78, 80, 106, 120
Nat. mur.	23, 45, 76, 77, 83, 97, 98, 109, 115
Nat. sulf.	119, 131
Nux vomica	99, 102
Oleander	68
Petroleum	46, 77, 117
Phosphor	107, 109
Prunus	<u>36</u>
Psorinum	60, 72, 76, 77, 78, 79
Pulsatilla	45, 74, 92, <u>93</u>
Ranunculus	32, <u>33</u>
Rhus tox.	<u>16</u>, 23, 24, 26, 69, 78, 79
Sarsaparilla	69, 77
Secale	<u>126</u>
Selen	87, 88
Sepia	23, 45, 47, <u>49</u>, 74, 77, 93, 96, 109, 116, 117, 118, 129
Silicea	78, 115, 123, 126, 129, <u>132</u>
Sulfur	57, 60, 66, 72, 76, 77, 100, 102, 107, 109, 113 ff, 129
Sulfur jod.	95, 96
Tellur	116
Thuja	23, 65, 76, 77, 89, 90, 91, 112, 117, 119, 124, <u>125</u>, 129
Tuberculinum	63, 93
Vinca minor	57
Viola tricolor	56, 58, <u>59</u>, 66, 71

Schlagwort-Index

Akne	85, 93
-, Brom-Akne	94
- conglobata	95, 96
- eitrig	88
- knotig	94
- toxisch-allergisch	99
-, Pustel-Akne	92
allergische Reaktion	18
Arznei-Exanthem	19
Bartflechte	119
Bienenstich	18
Bläschen, gelblich	21
Blasen, eitergefüllt	80
Blasen, zusammenfließend	17, 21
Cardiospermum	81
Chloasma uteri	49
Cortison	10
Crusta lactea	56, 58 - 60, 66
Dornwarzen, Fußsohle	48
Dosierung	11
Echinacea Urtinktur	25
Ekzem	11, 43, 52, 56, 58 - 62, 64 - 68, 71 - 80
-, dyshidrotisches	78, 79
-, endogenes	61, 67, 71, 72 - 75
-, hinter den Ohren	68
-, Hohlhand	43
-, infiziertes dyshidr.	80
-, nässend	80
-, Ohrmuschel	69
-, Risse	24, 39, 43 - 45
-, seborrhoisches	56, 58 - 60, 64 - 66, 76, 77
-, Wangen	62
-, Zeigefinger	52
Erstverschlimmerung	11
externe Behandlung	81
Fadenpilzerkrankungen	116 - 119
Favus	120
Feigwarzen	90
Finger-Rhagaden	43
Fußpilz	115
Grind	120
Gürtelrose	27, 30 - 36
Halbmonde, fehlende	123
Heringsche Regel	10
Herpes	
-, genitalis	21
-, labialis	23 - 25
-, labialis mit Ödem	26
-, simplex	20 - 22, 24
-, simplex, Wange	22
-, Lippen	45
Hohlhand, Risse	43
Hyperkeratose	41, 47, 53 - 55
impetiginisiert	70, 71
Impetigo contagiosa	105, 106
Intertrigo	113
Isenheimer Altar	127
Juckreiz	14
Kaliumdichromat	53 - 55
Komedo	87, 88
Komedonen-Akne	88
Kondylome	90
konfluierende Blasen	17, 21
konstitutionell	14
Kontaktallergie, Maurer	53 - 55
Kontakzekzem	52
Kosmetika-Abusus	99
Krätze	13, 60
Krusten, Hände - Übersicht	44
Krusten, schmierig	80
Leuconychia	123
Lippen-Rhagaden	45
Lymphangitis	131
Maurerekzem	53 - 55
Medikamenten-Abusus	99
miasmatisch	14
Milchschorf	56, 58 - 60, 66
Mitesser	87, 88
Mundsoor	107
Mundwinkel-Rhagade	24
Mutterkornvergiftung	127
Mykose	107, 116 - 120, 129
Nägel	122, 123, 126, 129 - 131
-, abblätternd	126
-, fehlende Halbmonde	123
-, Krallen-Nägel	123
-, Warzen an den	130
-, weiße Flecken	123
-, Nägelkauen	123
-, Nagelmykosen	129
Nagelbett-Entzündung	131
Neurodermitis	9
Olivenöl	14
Periorale Dermatitis	82
Pityriasis versicolor	109
Potenz-Wahl	11
Psora	14
Pustel-Akne	92
Pyodermie	97
Rhagaden, Risse	24, 39, 43 - 45
Rhinophym	101, 103
Risse	24, 39, 43 - 45
-, Mundwinkel	24
-, Finger - zwischen den	43
-, Fingerkuppen	45
-, Hände - Übersicht	44
-, Hohlhand	43
-, Lippen	43
Rosacea	101 - 103
Salben	14
Scabies	13, 60
Schmetterlings-Rosacea	103
schmierige Krusten	80
Schwefelsalbe	13
Seborrhoe	85
Seborrhoisches Ekzem	56, 58 - 60, 66
Secale, Vergiftung	127
Soorbalanitis	114
Steroid-Rosacea	102
Tinea	
- barbae	119
- corporis	118
- faciei	117
- favosa	120
- pedis	115
- versicolor	109
Trichophytie	116 -119
Verfärbung der Haut	49
Warze, an den Nägeln	130
Waschfrauenhände	51
Weißfleckung	123
Windeldermatitis	110, 112
Zoster	27, 30 - 36

Literaturverzeichnis

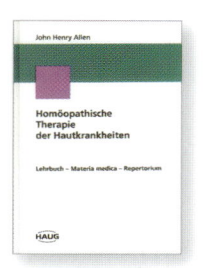

Allen, John Henry
Homöopathische Therapie der Hautkrankheiten
Lehrbuch - Materia medica - Repertorium
384 S., geb., € 49,95

Großer Materia-medica-Teil mit rund 190 Arzneien und deren Hautsymptome, gefolgt von ausführlichen klinischen Kapiteln, in denen Sie Diagnosen wie Scharlach, Erythema bullosum, Herpes, Hyperhidrose, Akne, Hühneraugen, Warzen, Lepra, Lupus, Vitiligo, Parasiten usw. finden.

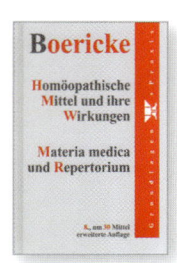

Boericke, William
Homöopathische Mittel und ihre Wirkungen
Materia Medica und Repertorium
1060 S., geb., € 89,-

Der einzige Boericke mit Repertorium!

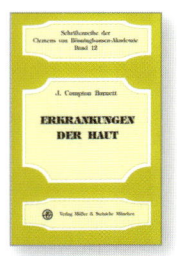

Burnett, J. Compton
Erkrankungen der Haut
Schriftenreihe der Clemens von Bönninghausen-Akademie Band 12
167 S., kart., € 23,-

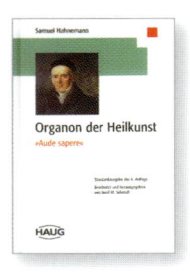

Hahnemann, Samuel
Organon der Heilkunst
„Aude sapere"
388 S., geb., € 19,95

Die "Bibel" der Homöopathie - zählt zur Pflichtlektüre!

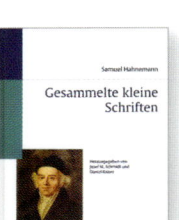

Heilkunde der Erfahrung erschienen in:
Hahnemann, Samuel
Gesammelte kleine Schriften
977 S., geb., € 49,95

Hier haben Sie nun alles beieinander, was der Meister seinerzeit neben seinen großen Werken veröffentlicht hat: Zeitschriftenbeiträge, Monographien, Rezensionen, seine Dissertations- und Habilitationsschrift; auch berühmte Schriften wie *Heilkunde der Erfahrung* und *Aeskulap auf der Waagschale* finden sich in dieser Sammlung wieder - und alles in chronologischer Reihenfolge.

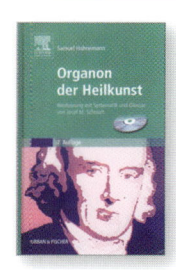

Hahnemann, Samuel
Organon der Heilkunst
Neufassung mit Systematik und Glossar von Josef M. Schmidt
471 S., geb., inklusive CD-ROM, € 39,95

Über 200 Jahre alt und dennoch von größter Bedeutung für alle, die sich ernsthaft mit der Homöopathie befassen. Nicht umsonst trägt das Buch den Ehrentitel "Bibel der Homöopathie". Hier wird es präsentiert in neuem Gewand und transparenter, zuverlässiger sprachlicher Überarbeitung eines renommierten Hahnemannkenners. Der Haupttext des Organons wurde in neuer Form gegliedert und strukturiert. Die Kapitelinhalte erscheinen als Kopfzeilen, die Paragrapheninhalte sind optisch hervorgehoben, was die Orientierung ungemein erleichtert.

Fazit: Eine hervorragende Bearbeitung eines Grundlagenwerkes der Homöopathie, das für Anfänger und Fortgeschrittene zur Pflichtlektüre zählt!

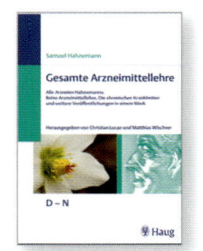

Hahnemann, Samuel
Gesamte Arzneimittellehre
Alle Arzneien Hahnemanns: Reine Arzneimittellehre, Die chronischen Krankheiten und weitere Veröffentlichungen in einem Werk
ca. 2.200 S., geb., ca. € 239,95

Das gesamte Arzneimittelwissen Hahnemanns in einem Werk gesammelt und aufbereitet für die Praxis von heute - das gab es bisher noch nie! Das in den ursprünglichen Schriften ungeordnete Wissen wird durch Zusammenfassung, Gliederung und systematische Ordnung in eine gut lesbare Form gebracht, wodurch auch endlich eine gezielte Suche nach bestimmten Symptomen möglich ist.

Eine echte Innovation zu attraktivem Preis!

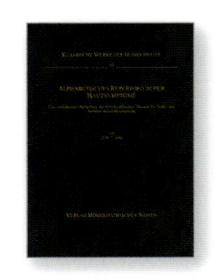

Jahr, G.H.G.
Alphabetisches Repertorium der Hautsymptome
Klassische Werke der Homöopathie Bd.19
414 S., kart., € 51,-

Rubriken in alphabetischer Reihenfolge, extrahiert aus dem Symptomen-Kodex von 1848. In einer 31 Seiten umfassenden "Alphabetischen Übersicht der verschiedenen pathologischen Benennungen der wichtigsten Hautkrankheiten..." werden die verschiedenen Hauterscheinungen beschrieben.

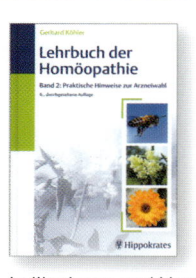

Köhler, Gerhard
Lehrbuch der Homöopathie 2
Band 2: Praktische Hinweise zur Arzneiwahl
430 S., geb., € 79,95

Ein bewährter Ratgeber für den schnellen Weg zum richtigen Mittel durch bewährte Indikationen und Verschreibung nach Syndromen. Das an den Erfordernissen der Praxis orientierte Buch ist hilfreich sowohl für erfahrene Homöopathen wie auch für Einsteiger.
Besondere Stärke: das umfangreiche Hautkapitel. Praxisnahes, hilfsreiches Buch. Eines der besten seiner Art!

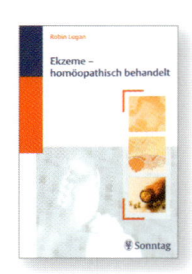

Logan, Robin
Ekzeme - homöopathisch behandelt
173 S., kart., € 29,95

Der Autor befasst sich mit der oftmals langwierigen und problematischen Behandlung von Ekzemen. Mit 22 Fallbeispielen und den Leitsymptomen von 42 Arzneimitteln, die sich als hilfreich auf diesem Gebiet herausgestellt haben.

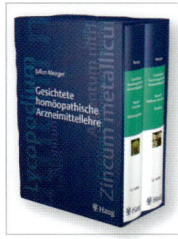

Mezger, Julius
Gesichtete homöopathische Arzneimittellehre
Bearbeitet nach den Ergebnissen der Arzneiprüfungen, der Pharmakologie und der klinischen Erfahrungen
2 Bände im Schuber, insg. 1.684 S., geb., € 149,95

Eine solide, übersichtliche Arzneimittellehre für den täglichen Gebrauch mit 460 Arzneimitteln, die prägnant beschrieben und mit hervorgehobenen Leitsymptomen versehen sind. Auch seltene Mittel sind aufgeführt, z. T. von Mezger selbst geprüft.

Obschon mit seinen fast 50 Jahren keine Neuheit mehr, sollte der Mezger in keinem homöopathischen Bücherschrank fehlen. Sehr verlässlich und von bewährter Praxistauglichkeit!

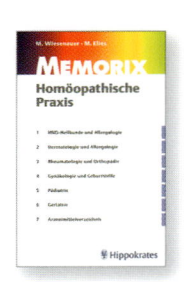

Wiesenauer, M. / Elies, M.
Memorix - Homöopathische Praxis
618 S., kart., € 44,95

Ein klinisch orientierter Ratgeber für gestresste Kassenärzte, die schnell organotrop verordnen müssen, wenn der Praxisalltag eine gründliche Anamnese und eine darauf gegründete Mittelwahl nicht zulässt. Das Arzneimittelverzeichnis zeigt fast keine Symptome, so dass eine vernünftige Arzneimittellehre wie der Mezger in Reichweite liegen sollte.

Bezugsquelle: SunriseVersand
Kandelstraße 5, D - 79199 Kirchzarten, Telefon 07661-9880-0, Fax 07661-9880-29,
E-Mail info@sunrise-versand.de, Internet www.sunrise-versand.de

Bitte fordern Sie unseren Gratiskatalog homöopathischer Bücher an.
Oder schauen Sie ins Internet unter www.sunrise-versand.de!

SunriseVerlag

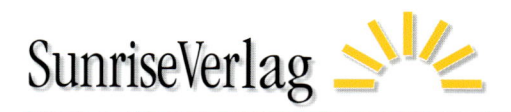

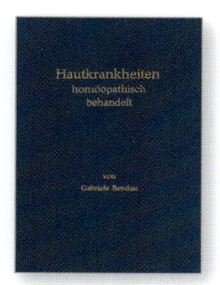

Gabriele Bendau
Hautkrankheiten homöopathisch behandelt
134 S., geb., A4, Vierfarbdruck, € 105,-

Ein einzigartiges Arbeitsbuch! Anhand zahlreicher Abbildungen verschiedenster Hautefloreszenzen werden die wichtigsten Arzneien hinsichtlich ihrer Morphe differenziert. Eine bibliophile Kostbarkeit, unverändert in der von der verstorbenen Autorin hinterlassenen Skriptform, mit Goldprägung und in hochwertigem Bibliotheksleinen gebunden. Es gibt auf diesem Gebiet nichts Vergleichbares!
Die drucktechnisch verbesserte Neuauflage erscheint durchgehend im Vierfarbdigitaldruck bei unverändert hochwertiger Bindung. Hilfreich für die Arbeit sind die neu aufgenommenen Register zum Nachschlagen von Stichwörtern und im Text erwähnten Arzneien.

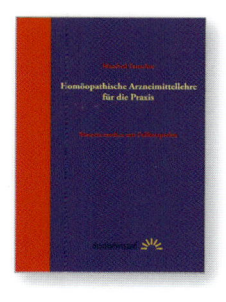

Manfred Tauscher
Homöopathische Arzneimittellehre für die Praxis
Materia medica mit Fallbeispielen
3. Auflage, 256 S., geb., € 54,-

Neu im Sunrise-Verlag!

Bei der heutigen Informationsfülle in den großen Arzneimittellehren, Repertorien und modernen Computerprogrammen kommt dem Arznei*verständnis* eine stetig wachsende Bedeutung zu. In diesem Sinne hat der Autor versucht, charakteristische Aspekte von Arzneien durch führende Symptome zu untermauern, um so den roten Faden sichtbar zu machen. Darüber hinaus demonstrieren 70 Fälle anschaulich die Mittelfindung und Mittelwirkung und fördern auf diese Weise das Verständnis im praktischen Kontext.

Die ersten zwei Auflagen dieses Buches sind unter dem Titel „Therapiehandbuch Homöopathie" bei Urban & Fischer erschienen.

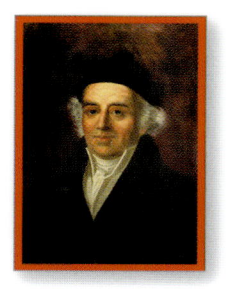

Hahnemann-Poster
hochwertiger Kunstdruck im DIN-A3-Format, € 12,50

Neu!

Eine der schönsten Hahnemann-Abbildungen, gehört in jede Praxis!

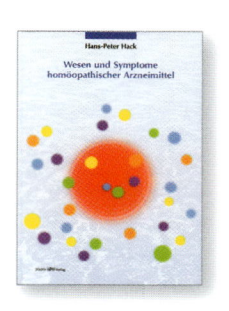

Hans-Peter Hack
Wesen und Symptome homöopathischer Arzneimittel
205 S., geb., € 34,50

Jetzt bestellen beim Sunrise-Versand!

Das Besondere an dieser modernen Arzneimittellehre, in der 50 der wichtigsten Arzneien beschrieben sind, ist die Konzentration auf das Wesen und die Charakteristika eines Mittels. Erst dieses Verständnis ermöglicht es, die Einzelsymptome als zusammengehörige Ganzheit zu sehen.

Neue Erkenntnisse und altes Wissen in gelungener Synthese!

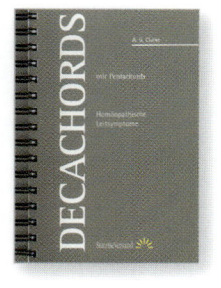

A. Gladstone Clarke (Hrsg.)
Decachords
mit Pentachords
Homöopathische Leitsymptome
übersetzt von Paul-Gerhard Valeske

240 S., durchschossen, DIN A5, Spiralbindung, € 28,-

Die ideale Leitsymptomensammlung für den Anfang. Pro Arznei nur ein Akkord von zehn (Decachord) oder fünf (Pentachord) der wichtigsten Symptome, damit Sie leicht lernen und hineinfinden können. Zwischen den Arzneibeschreibungen befindet sich jeweils eine Leerseite ("durchschossen"), die Ihren Notizen dient, damit Ihr Buch mit Ihnen wachsen und Ihr ständiger Begleiter bleiben kann.

Gehört zu den beliebtesten bei Einsteigern! Bestseller bei den Leitsymptomen, mit optimalem Preis-Leistungs-Verhältnis.

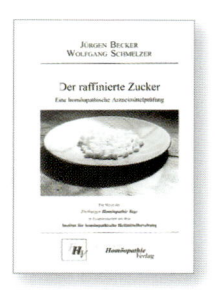

Jürgen Becker, Wolfgang Schmelzer
Der raffinierte Zucker
Eine homöopathische Arzneimittelprüfung
142 S., kart., € 24,-

Die ausführliche und spannende Dokumentation einer Arzneimittelprüfung der *Freiburger Homöopathie Tage* enthüllt das faszinierende Bild einer neuen Arznei, die sich in der Zwischenzeit als ein typisches und häufiges Kindermittel erwiesen hat.
Mit Anhang *Weitere Ergebnisse homöopathischer Zuckerforschung*: Zucker aus dem Blickwinkel der C4-Homöopathie.
"Die schönste Dokumentation einer Arzneimittelprüfung, die mir bislang begegnet ist!"
Martin Bomhardt, Autor der *Symbolischen Materia Medica* und des *Symbolischen Repertoriums*.

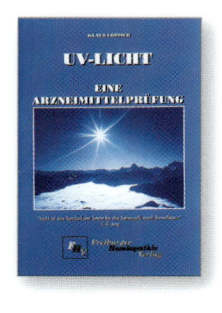

Klaus Löbisch
UV-Licht
Eine Arzneimittelprüfung
56 S., geheftet, jetzt € 7,50
statt bisher € 12,-

- ein noch unvollständiges neues Mittelbild einer von Pierre Schmidt hergestellten Arznei
- mit Repertorium und ersten praktischen Erfahrungen

Bitte fordern Sie unseren Gratiskatalog homöopathischer Bücher an.
Oder schauen Sie ins Internet unter www.sunrise-versand.de!

Alles für die Homöopathie!

Lehrbücher, Ratgeber, Einführungen.
Fachbücher für alte Hasen.
Taschenapotheken aus Stoff oder Leder.
Software für die Homöopathie.
Vortragskassetten und Videos.

Vor allem aber ...

... jede Menge Bücher!

SunriseVersand
Homöopathische Fachliteratur
Kandelstraße 5, 79199 Kirchzarten
Telefon 07661-9880-0
Fax 07661-9880-29

www.sunrise-versand.de

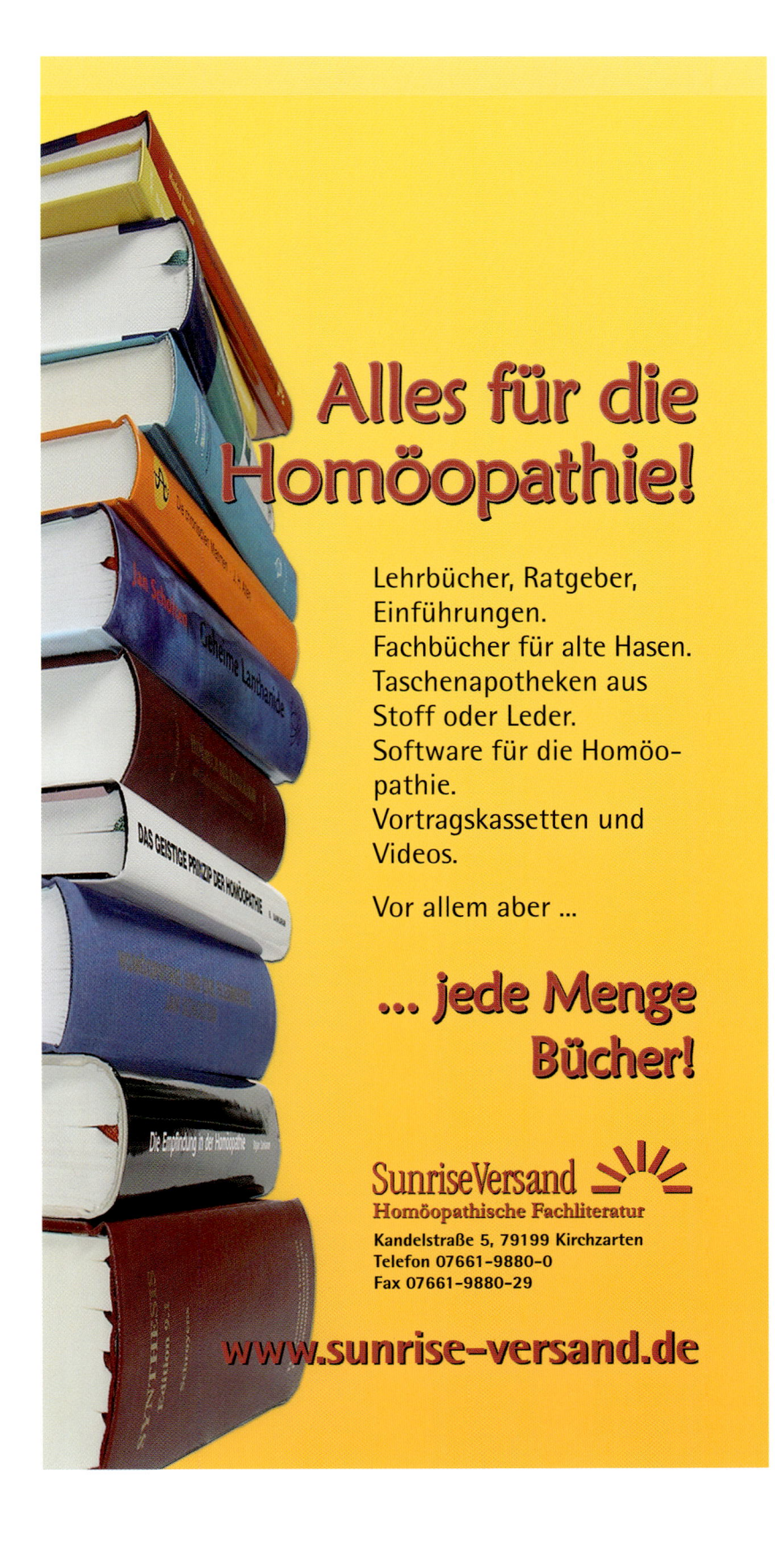

SunriseVerlag

SunriseVerlag